A Cultural History of Poisons and Medicines

毒と薬の文化史

サプリメント・医薬品から危険ドラッグまで

船山信次

慶應義塾大学出版会

はじめに

　この『毒と薬の文化史』をまとめることにした経緯（いきさつ）について述べたい。私は，ヒトに害や恩恵を与える化合物に興味を持ったことから，先に『毒の科学』（ナツメ社）や『毒と薬の科学』（朝倉書店），『〈麻薬〉のすべて』（講談社現代新書）などを執筆してきたが，これらの本では主に物質としての毒や薬に焦点を当ててきた。これに対して本書では，ヒトが医療上恩恵を受けてきた，あるいは裏切られてきた薬に着目し，これらの薬のたどった道や，その危険性，薬を扱う専門家である薬剤師とその養成機関である大学薬学部，ヒトを虜にしてしまう麻薬や覚醒剤，大麻やさらには危険ドラッグなどにも言及したいと思ったのである。

＊

　毒や薬は科学的な側面から語ることができるとともに，きわめて人間臭い存在でもある。このことを示すために，第1章では，近年の毒や薬にまつわる事件や事故について紹介している。これらの事案を知っていただくことで，毒や薬が人間や社会と深くかかわっている存在であることを理解していただけることと思う。

　続いて第2章では，薬と薬学について歴史的観点から眺めてみることにした。私たちが薬から何らかの恩恵を受けている点でも，何らかの問題を感じている点でも，その歴史をたどってみる必要があると考えたからである。

　一方，第3章では，薬の危険性を中心として述べた。薬はありがたいものであると同時に，たいへんに危険な側面も持っている。そのことを読者に知っていただきたいと思ったからである。むしろ，薬と毒とは不可分の存在なのである。このことは本書を読み進めるにしたがって理解していただけると思うが，まったく同じものが，ときには薬となるものの，また，ときには毒ともなりうる。安全と思って使っているサプリメントに危険性があることや，まちがったダイエットの危険性などについても頁を割いた。

　第4章では，医薬品の開発・製造から流通までの話をまとめた。医薬品は特殊な商品であり，まちがえて使うと恐ろしい側面を持っていることも述べている。また，医薬品はいくつかに分類されており，そこに薬剤師をはじめとする専門家が介在している。調剤は薬剤師だけに許された仕事であるが，市販薬のなかにも

薬剤師しか扱えない薬もあることをご存知であろうか。また，医薬品を扱う業種には種類があって，それぞれ厳然と区別されていることについてもまとめた。

　第5章において，話は薬剤師と薬剤師養成教育である薬学教育に移る。薬剤師養成教育は戦後の長い間，4年制の薬学系大学に限られていたが，2007年からは，薬学教育が，というよりも薬剤師養成教育が4年制から6年制に変わった。この2年延長によって，薬学教育あるいは薬剤師養成教育の何が変わり，何が変わらないままなのかについてもふれたい。とくに，薬剤師養成教育が6年制となったものの，現在の薬学部には6年制のみならず4年制の課程も存在するのはなぜかについても考察を加えた。そこには，これまでの薬学と薬剤師教育との乖離(かいり)がはっきりと現われた側面も見えてきた感じがするからである。この章では，薬剤師の存在意義，他の医療職との関係，そして，わが国では長いこと成し遂げられていない本来の医薬分業の重要性についても言及したい。このことは，薬剤師の職能と立場を考えるときにたいへんに重要な論点だからである。

　そして，第6章では，麻薬や覚醒剤，大麻についてまとめた。麻薬，覚醒剤，大麻，およびその他の向精神薬の概略については，この第6章を読んでいただければ一通り理解していただけると思うし，とくに近年，耳にすることの多くなった「医療大麻」の実態についても知っていただけると思う。

　最後の第7章では，近年現われて，一時は自動販売機まで出現するほど跋扈(ばっこ)した「危険ドラッグ」についてまとめた。ここまで読み進めていただけたら，危険ドラッグがいかに危険で無責任なものであるかがはっきりとわかっていただけると思うし，手を出そうという気持ちには絶対にならないと思う。

＊

　薬は実にありがたいものである。たとえば，全身麻酔薬や局所麻酔薬は，人類が開腹手術や歯の治療などをする際，痛みを避けつつ安全に行なうことができる環境を与えたのである。麻酔薬のないままに歯科治療を行なう世界をイメージしていただいたら，そのありがたみがよくわかると思う。また，薬はちょっとした頭痛やお腹の調子を整えたりすることにも大いに役に立っている。

　一方，薬は私たちを完全にコントロールしてしまう恐ろしさもある。たとえば，あなたは全身麻酔状態に入ったとき，もはや自らの意思で起き上がることは不可能である。同様に，ある薬を服用して全身に蕁麻疹(じんましん)の出てしまったような状況を自分でコントロールすることはできないし，さらに，本人には影響がなくとも子

供に障害の起きることのわかった薬や，全身の筋肉が侵されてしまうような副作用のあることがわかった薬の作用を自分で調整することも不可能である。

*

　この本は，薬と毒，そして，これらの専門家である薬剤師とその養成機関である大学薬学部について，一般の方々にもわかりやすく説明するつもりで執筆した。また，すでに薬剤師として各分野で活躍し，今後の自らの活躍域をどうしようかと考えている人たち，後進のために何を残すべきか考えている人たちに考える際のヒントにしていただきたいとも思っている。さらに，現在薬学部に在学している学生たちや，大学進学にあたって薬学に興味を持ち始めている受験生たち，とくに将来薬学を専攻するにしても6年制にするか4年制にするか迷っている受験生たち，およびその親御さんたちにもぜひ目を通していただきたいと思う。

　なお，記述のなかには，実際に現場で，薬学の研究や教育，薬局における調剤などに携わっている薬剤師を中心とした方々によく考えていただくことを提起したいがために，そして，薬剤師の免許所有者や薬学生たちにより奮起していただきたいがために，かなり思い切った提言を書いているところもある。また，ところによっては，薬剤師擁護の言葉が過ぎていると感じるところもあるかと思うが，そこには，著者の，薬学や薬剤師について考えることの提起や奮起を促す強い気持ちが込められているためとご容赦いただきたい。

　この本には，化学構造式を入れてあるところもあるが，これはそのほうが便利な場合もあると考えたからである。とくに化学構造式に馴染みのない方は無視していただいても，内容は十分に把握していただけるようにしてある。また，この本の引用または参考文献については，独自の見解を示した資料，またはその資料の存在そのものをそこで示しておきたい場合には引用を文中に示したところがあるが，その他の参考とした資料は参考文献として巻末に一括した。

　この本が，薬学や，薬と毒，そして，薬剤師について種々の観点から考えてみるヒントとなってくれれば著者冥利に尽きる。

目　次

第 1 章
最近起きた毒や薬に
まつわる事件と事故
──毒と薬の本質──

　私たちは，あるものが私たちの身体に作用して望ましい働きをしたとき，それを「薬」と呼び，望ましくない働きをしたときには「毒」と呼ぶ。よって，まったく同じものが，場合によっては「薬」となり，場合によっては「毒」となる。この章では，あるものが「毒」となって話題になった最近の事件や事故について述べる。

　毒や薬は戦争と大いに関係するところがあり，まずこのことについて述べる。また，医薬品その他の薬物を悪用した保険金詐欺も横行している。「帝銀事件」と称される事件では，犯人が銀行員に巧みに毒を服用させて金品をうばうという強盗事件であった。その犯人とされる人物は冤罪も疑われながら獄死した。

　食物と毒との関係も昔からいわれていることであるが，「和歌山毒カレー事件」はカレーライスというポピュラーな食べ物に砒素化合物を入れるという事件であった。ただし，犯人とされた女性の自供もなく，さらにはその動機すらいまだにはっきりしないままとなっている事件でもある。このように毒のからむ事件には謎が残る可能性も高いのである。

　薬物のからむ事件で特異なものとして，オリンピックにおけるドーピング事件がある。ドーピングはスポーツの公平性に反するのみならず，薬物を使った本人にも大いなる害毒をもたらす場合も多く，あってはならないことである。それなのに，今もって，場合によっては国がらみでドーピングをしていると目される国家もあり，実に嘆かわしいことである。

　さらには，現代の新しい毒として，危険ドラッグが誕生した。危険ドラッグは

まさに現代の毒の新しい到達点ともいえよう。そして，まったく新しい危険性ともいえよう。

　なお，日本語においては，単に「毒」とだけ称されるが，英語における毒の名称には3種類あり，ポイズン（poison），トキシン（toxin），ベノム（venom）である。ポイズンとは毒全体を称しており，場合によってはもっと広く，単に飲み物（特に酒）をいうことさえある。だから，"What's your poison?"といわれても，慌てたり相手を疑ったりする必要はない。単に「飲み物は何にしましょうか」と聞かれているだけである。これに対して，生物のつくり出す毒をトキシンという。よって，動植物や微生物産の毒はすべてトキシンである。さらに動物毒のうち，特に毒腺に蓄えられ分泌される毒をベノムと称する。毒ヘビやサソリは毒腺を有するので，その毒はポイズンかつトキシンであり，ベノムとも呼ばれることになる。これら3種の呼び方を図示すると**図1.1**のようになる。

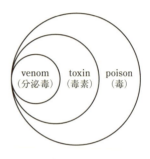

図1.1　毒の起源による分類

1.1 ｜ 戦争と毒と薬

　皮肉なことであるが，戦争は科学を発展させる契機となってきた。たとえば，いわゆる麻薬や覚醒剤，大麻などを概観するとき，戦争とこれらの薬物との密接な関係性に気がつく。古くは十字軍と大麻の関係がいわれているし，また阿片が原因となって英国と当時の清との間に阿片戦争が起きてしまった。この清国における阿片の吸引は，阿片と吸煙の最悪のコンビネーションであったともいわれる。さらには，南北戦争（1861～1865年）の際にはすでにモルヒネが阿片から単離されており，ちょうど注射器が1853年に発明された直後だったこともあって，モルヒネ注射が多用され，兵隊たちの間にモルヒネ中毒が多く発生した。そのため，当時，モルヒネ耽溺は「兵隊病」とも呼ばれていたという。さらに，後述するが，第二次世界大戦時のわが国ではマオウ由来のアルカロイドであるエフェドリンから調製された覚醒剤のメタンフェタミン（ヒロポン）が猫目錠などと称され斥候役が使い，また突撃錠とも称され特攻隊も使用したとされる。戦後，日本

の軍隊が大量に保有していたヒロポンが民間に放出され，大規模なヒロポン摂取の蔓延の事態となったわけである。一方，ヒトラーは，現在覚醒剤として規制されているアンフェタミンを常用していたのではないかといわれている。さらに，戦後わが国にアメリカ兵が進駐した際，彼らは大麻吸引の「文化」をわが国に伝え，大麻全般が規制されるきっかけとなった。ベトナム戦争時にはヘロインが蔓延したという。

1.1.1　戦争と毒ガスの使用

戦争における兵器として，第一次世界大戦時から毒ガスが用いられることになったが，その嚆矢は塩素ガスであった。敵の陣地の風上の少し高い丘の上に陣取ったら，敵にむけて塩素ガスのボンベの栓を開けるのである。空気より重い塩素ガスは，風下のしかも低い位置にいる敵陣に充満し，大量殺戮となる。やがて，毒ガスはイペリットのような有機化合物の時代に移り，さらに神経毒の時代へと移る。神経毒として最初に開発されたのは，ナチスドイツによって開発されたタブンであった。タブンは有機リン系殺虫剤の開発から生まれた。その後，サリンやソマン，そしてVXの開発へと連なる。毒ガスや覚醒剤の開発は第二次世界大戦時の負の遺産となってしまったが，毒ガスのなかから抗がん剤の開発も行なわれたし，この時代には抗生物質のペニシリンが再発見され，その後の抗生物質全盛時代の先駆けともなっている。抗生物質は，H_2ブロッカー，インスリンなどとともに新しい形の医薬品となった。

神経ガスのうち，サリンはその後1995年3月に，新興宗教のオウム真理教によって引き起こされた地下鉄サリン事件で使われた。この地下鉄サリン事件においては，都市において初めて化学兵器が使用されるという事態になり，サリンという神経毒は一躍有名となった。

また，2017年2月13日午前9時ころ（現地時間），マレーシアのクアラルンプール国際空港にて，北朝鮮の金正恩（キムジョンウン）（1984- ）委員長（当時33歳）の異母兄である金正男（キムジョンナム）（1971-2017）氏が神経毒の中でも最強のVXで殺害されるという事件が起きた。この事件では，ベトナム国籍の2人の女性がキム・ジョンナム氏の顔にVXを塗り付けるという方法で殺害に及んだ。前出のサリンはガスとなって空気中をただようのに対し，VXは気化しにくい一方，皮膚を通して吸収されやすい性質をもつ。よって，ベトナム国籍の女性たちはまわりに影響を出さずに，ピ

ンポイントでキム・ジョンナム氏の殺害をなすことができたのである。

　一方，2017年4月6日，シリアでサリンが使用され，80人以上の死者と350人といわれる負傷者を出したとして，アメリカのトランプ大統領（1946-）がちょうど中国の習近平主席（1953-）との会談中にシリアの基地に対してミサイル59発で攻撃したというニュースが流れた。

1.2 ｜ 保険金殺人事件

　病気や大けがで大金が必要となる場合や，何らかのハンディを負うことになった場合に，保険はたいへん私たちの助けになるシステムである。しかし，このことを逆手にとって，保険金を不正に取得する事案がままある。そのなかでも，ある人に多額の保険をかけてその人を殺めてしまうという，とても悪質な保険金取得の方法が保険金殺人である。まことに遺憾なことであるが，このような事件は種々見られ，そこに毒や薬がからんでいることもある。ここでは，そのような事例の中でとくに注目を集めたトリカブト殺人事件と，本庄保険金殺人事件について述べ，また保険金殺人事件ではないが，最近起こった毒や薬にまつわる事件についても若干例をあげてみる。

1.2.1 トリカブト殺人事件

　トリカブト殺人事件とは，1986年（昭和61年）5月20日に発生した保険金殺人事件である。犯人は神谷力（当時47歳）であったが，彼の妻となった女性3人が5年間のうちに次々と亡くなっていた。

　神谷は1人目の妻である看護師とは1965年に結婚，この女性は1981年に38歳の若さで心筋梗塞により死亡する。このとき神谷は，1971年にはすでに同じ会社の女性上司と10年間，愛人関係を続けていた。このときの妻には保険金はかけていない。その後，愛人関係であった女性と同棲を始め，神谷を受取人とした1000万円の保険をかけて結婚したが，この女性は1985年に急性心不全で死亡する。そして，その死亡からまもなく交際を始めた池袋のクラブのホステス（当時33歳）と結婚した。前妻の死亡から1カ月で交際をはじめ，4カ月後の結婚である。

　事件は石垣島で起きた。神谷の招待で，新妻とその友達3人で石垣島のホテル

に入った後の13時半ごろに新妻が苦しみだし，吐き気や手のしびれを訴えたという。近くの病院に搬送されたが，15時4分に死亡が確認された。夫妻は前日に那覇で一泊し，翌日に羽田から来る友だち3人を那覇空港で迎えて一緒に石垣島へ行くことになっていたというが，神谷は急に仕事ができたからといって那覇空港に残り，女性4人だけで石垣島へ向かったのである。

　実は，神谷は新妻に多額の保険金（総額1億8500万円。月々の掛け金は18万5150円）をかけており，新妻は強壮剤だといって友達の前でカプセルを飲んでいた。新妻の死因は当初，心筋梗塞とされたものの，保存されていた彼女の臓器や血液からトリカブト毒が検出された。

　神谷は，「トリカブト毒は即効性なのに，カプセルの服用から死亡までに1時間半も経っているので，アリバイがある」と主張した。しかし，神谷はトリカブトのみならず，大量のフグも手に入れていたという。アコニチンを主成分とするトリカブト毒とテトロドトキシン（**図1.2**）を主成分とするフグ毒の人体における作用点は同じであるが，その作用はお互いに逆である。そこで，その後わかったのであるが，両者を混ぜて投与すると拮抗しあって，しばらくはいずれの毒性も出ないという。ただ，フグ毒のほうの血中濃度がトリカブト毒よりも早く低下するため，ついには両者の拮抗作用が崩れ，結局はトリカブト毒の毒性が発揮されることになる。

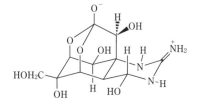

図1.2　テトロドトキシン

　1994年，東京地裁は神谷に無期懲役の判決，控訴審でも一審判決支持，最高裁に上告するも2000年2月21日，上告棄却で無期懲役が確定した。2012年11月，神谷は大阪医療刑務所で病死した。73歳であった。

1.2.2　本庄保険金殺人事件

　2000年3月，埼玉県警本庄署は，保険金目当てに偽装結婚を仕組んだとして，「公正証書原本不実記載」などの容疑で，埼玉県本庄市内で金融業（街金融）を営む主犯八木茂（当時50歳）と，八木の経営するパブ・スナックのホステスで，いずれも八木の愛人である3人（いずれも当時，32歳，38歳，34歳）を逮捕した。

　常連客と偽装結婚させて，保険金殺人を実行した3つの事件である。この事件

は，1999年7月に3番目の事件の被害者が「自分も殺される」とマスコミに告発
したことから，保険金殺人事件として報道されることとなった。なお，この前年
に，次項に述べる「和歌山毒カレー事件」が発生したばかりであったので，世間
の注目度は高かった。

　3つの事件のうち，1番目の事件は1995年6月に，元工員の45歳の男性に対し
て多額の生命保険をかけたあと，過労死作戦や成人病作戦などと称して長年にわ
たり多量のアルコールを摂取させたりしていたが，なかなか男性は弱らない。そ
こで，ついにはトリカブト入りのあんパンを食べさせて殺害した。この男性は利
根川で水死体として発見された。そして，保険金3億円が偽装結婚相手のホステ
スに支払われた。この事件では，保険会社が主犯とホステス3人に対して保険金
返還の民事訴訟を起こして，返還を命じる判決となっている。

　2番目の事件は1999年5月29日，元パチンコ店員の61歳男性をアセトアミノ
フェン入りの風邪薬と酒を大量に摂取させて殺害した（アセトアミノフェン4.8g
をアルコールとともに服用して急性肝不全で死亡した事例が1989年に報告されている）。
この男性の偽装結婚相手のホステスを受取人とする生命保険として，保険金1億
7000万円がかけられていた。さらに，3番目の事件として1999年5月30日，元
塗装工の38歳男性が薬物中毒で重体となる。この男性には偽装結婚相手のホス
テスを受取人とする9億円の生命保険がかけられていたが，上述のようにこの男
性がマスコミに告発したことから，一連の保険金殺人が発覚した。

　2008年7月17日，最高裁は上告を棄却し，主犯の死刑が確定した。なお，3人
の愛人たちにはそれぞれ，無期懲役，懲役15年，懲役12年が確定した。

1.2.3　和歌山毒カレー事件と砒素にまつわる事件

　犯人とされる女性の自供もないために，その動機が不明のままに進んでいる事
案が，和歌山毒カレー事件である。この事件は1998年7月，町内の夏祭りに供さ
れたカレーライスを食べた住民が身体の不調を訴えて次々に救急搬送され，うち
女子高校生を含む4人が亡くなるという大きな事件であった。その原因は当初は
食中毒が疑われ，次に青酸化合物の混入と報道され，やがて砒素化合物である亜
砒酸の混入であると結論された。

　この原因として当初，青酸化合物と報道されたとき，私は「青酸化合物で毒性
が発揮されたならば即効ゆえ，中毒症状が日にちを経ても続いているのは変だ

な」と感じていたが，原因物質が亜砒酸であると判明して合点がいった。亜砒酸による中毒症状は摂取した量によっては急性ではなく，じわじわと毒性の発揮されることもある。

　砒素は古代からある毒であり，過去の暗殺事件にはかなりかかわったのではないかと考えられる。亜砒酸によって暗殺されたのではないかと考えられる事例は多くある。ただし，マーシュ法という砒素の検出方法が確立してからは，砒素を使用しての犯行は事後にはっきりと証明されることから，砒素化合物は「愚者の毒」と呼ばれるようになった。

1.2.4　昏睡強盗

　これも保険金にまつわる話ではないが，2015年6月3日，某私立薬科大学6年生の女子学生がJR仙台駅前の飲食店で昏睡強盗をはたらいた容疑で逮捕された。この学生は，出会い系サイトで知り合った男性に，飲食店で睡眠薬入りのチョコレートを食べさせ，現金2万5千円とクレジットカードなどを奪ったという。クレジットカードでは100万円分が使われていた。この容疑者は「今回が初めてではない」などと供述しているといい，警察では他にも被害者がいるとみている。

1.3 ｜ スポーツとオリンピックとドーピング事件

　ドーピングとは，薬物で肉体や精神に変化を与えることである。現在，ドーピングとは主にスポーツ競技において，より優れた記録を出したり勝利したりするために薬物を不正使用することをいう。

　オリンピックはもはや純粋にスポーツで国際交流をする場ではなくなっているところもある。いわば国家の威信をかけた闘いの様相もあって，国家がからんでいると思われるドーピングの事案もあった。競技が終わってから数年ののちに，入賞者がドーピングで失格となり順位が繰り上がったりするようなニュースを耳にした方も多いと思う。ドーピングには，ロシアにおけるような国威発揚型がある一方，自由経済の国家においてはオリンピックで活躍すると大金を稼ぎだすこともできるようになることから，カナダ（ジャマイカ出身）のベン・ジョンソン（1961-）のような一攫千金型もある。

　ドーピングはなぜいけないのか。それは，このような化合物の服用はスポーツ

をするうえでフェアでないことに加えて，選手の健康にもかかわる危険なことである からである。それではもし，身体をまったく蝕むことのない，しかも検出不可能なドーピング剤が開発されたらどうなのか。だれでも服用すれば筋肉もりもり，走れば瞬発力もすごいし，疲れを知らず，いつまでも健康そのものという状況である。ただ，世の中はうまくできており，そのような薬物の出現はまず不可能である。第一，ある薬物が身体を蝕むか蝕まないかは，その人の一生のみならず，その子孫の生涯までを検証しなければ何ともいえないだろう。だから，あるドーピング剤が身体を蝕むことはないと軽々に言うことなどまず不可能である。まずはこのことをしっかりと念頭に入れておいてほしい。

1.3.1　ドーピングの語源と歴史

ドーピング（doping）の語源は，アフリカ東南部の先住民カフィール族が拝礼で用いた植物エキスなどからなるお酒である"DOP"であるといわれる。また英語でdopeとは，各種どろどろの物質とか，（競走馬に与える）興奮剤などの意味のほかに，ぼんやりした人，無気力な人，などという意味もある。

興奮剤としてドーピングに使用される薬剤には，古くは覚醒剤そのものが使われたが，その後は覚醒剤の類似化合物が使用された例が多い。また近年は，ドーピング検査をかいくぐるために，類似効果は残したまま，既存の化合物の化学構造を少し変え，すぐには検出できないようにした代物も輩出している。しかしながら，不正薬物の検出技術はまさに日進月歩である。今や，いくら少量の薬物であっても，物質として検出不可能なものはないといってもよいと思う。

1.3.2　危険な薬物とドーピング

ヒトへの作用がしっかりと判明していないことがある点では，危険ドラッグとドーピング薬は似ているところがあるかもしれない。

ドーピングには，筋肉をつけて筋力を益すアナボリックステロイド剤や，体重を減少させたり，精神を昂揚させて闘争心をかきたてたりするものなどのあることがよく知られている。精神を昂揚させて闘争心をかきたてるもののなかには，コカインやカフェイン，アンフェタミンなどがあり，さらには，痛みや不安を抑えるモルヒネやメサドン，ペンタゾシンなどの薬物もドーピングに用いられた。さらにドーピングには，薬物の排泄を促進したり，薬物の検出をしにくくするも

のも多い。

　プロレスラーをめざしたある人が，筋肉増強剤服用のドーピングにより悲惨な
体験をしたことを告白している。すなわち，筋肉増強作用のあるステロイド剤を
服用し，異常な速度で上腕二頭筋や大胸筋の筋肉がついていくのを体験し，その
魅力のとりことなった。しかしながら，やがてホルモンバランスの調和がとれな
くなったためか，一気にごっそりと頭髪が抜けることに始まるさまざまな症状に
悩まされることになる。彼によれば，ドーピングをやめてからも，体内に爆弾を
かかえている感じを抱いているという。

1.3.3　オリンピックとドーピング

　2007年10月，2000年のシドニーオリンピックで金メダル3個を含むメダル5
個を獲得したアメリカのマリオン・ジョーンズ（1975-　）が，それ以前から筋肉
増強のためのステロイド剤を使用していたことを告白し，オリンピックで獲得し
たメダルが剥奪されるという事態となった。

　また，それ以前には，1988年のソウルオリンピックにおいて3個の金メダルを
獲得したフローレンス・ジョイナー（1959-1998）にアナボリックステロイド剤
使用の疑いがかけられていたことがあった。彼女は38歳で心臓疾患で急死した
が，この死因にもドーピングの影響があったのではないかといわれている。さら
に，彼女の急に派手になったコスチュームへの変化も，ドーピングによって急速
に変化した体型をカムフラージュするためではなかったかともいわれている。

　一方で，ドーピングをする気持ちはまったくなかったにもかかわらず，漢方薬
として有名な葛根湯（かっこんとう）を服用してドーピング検査にひっかかってしまったという気
の毒な事例もある。それは葛根湯に含まれるマオウ（麻黄）の主成分エフェドリ
ンによるものである。

　薬物の力を借りた偽りの成果で世に認めてもらっても空しくはないのであろう
か。それとも，まわりの期待が大きすぎるために拒否することができなかったの
であろうか。スポーツにおける不正は，応援する多くの人びとの心も傷つけるこ
とになる。これらのことは不正をしてしまった本人たちが最もよく知っているは
ずであり，それが告白せざるをえない状況にもつながっているのであろう。結局
は，健康を害することもままあり，本人たちすらをも最期には不幸にしてしまう
のである。

1.3.4　ドーピングとWADA

　2016年8月のリオデジャネイロオリンピックでは，IOCの対応が実にまずかったのではないかと思われる。WADA（World Anti-Doping Agency；世界反ドーピング機構）においてはロシアのドーピングは国家がらみのものであると指摘したのに，IOCはロシアの陸上競技の選手をすべてオリンピックから排除する一方，他の競技は各競技団体の判断にゆだねたのである。その結果，出場できる競技とできない競技に分断された。ロシアの陸上競技の選手のなかにもクリーンな選手はいた可能性がある。とすれば，他の競技についてロシアの選手が出場できるというのはアンフェアではないか。一方，パラリンピックのほうは全員出場を剥奪した。むしろ，この措置のほうがすっきりしていると思う。国家がらみの不正と判断したからである。

　なお，WADAには世界アンチドーピング規定（Code）があり，この規定は2013年11月15日，南アフリカのヨハネスブルクのWADA理事会により承認され，2015年1月1日に発効した。

1.3.5　テニスプレーヤーのシャラポアとメルドミウム

　ロシアといえば，2016年初め，著名なテニスプレーヤーのマリア・ユーリエヴナ・シャラポア（1987- ）選手が不正薬物（メルドニウム）を使用していたとして出場停止の処分を受けた。本人は心臓疾患のために使っていた処方薬であると主張していたようである。メルドニウム（meldonium）は，抗虚血薬としてリトアニアとロシア連邦では使われているが，わが国やアメリカでは認可されていない薬物であった（図1.3）。ドーピング目的かどうかを断定することはできないが，ルールで使わないことになっている薬物を使用していたことは確かであるので，ここに書き加えた。

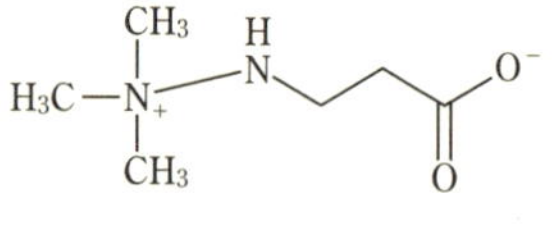

図1.3　メルドニウム

1.3.6　競馬におけるドーピング

　競馬におけるドーピング事件もあった。2006年10月にフランスのロンシャン競馬場で開催された第85回凱旋門賞に出場した有名な競走馬であったディープ

インパクトは，3位に入賞したものの，レース後の尿検査で体内から禁止薬物のイプラトロピウム（ipratropium bromide）が検出された。この薬物は気管支拡張薬として用いられ，日本では禁止されていないが欧州では禁止薬物である。競走馬の呼吸器疾患には用いてもよい薬であったが，競技当日に体内に残っていてはいけないものであった。その弁明によれば，「呼吸器疾患の疑いがあり，ディープインパクトにイプラトロピウムを与えたが，暴れたために周囲のわらなどに薬物が飛び散ったのを馬が食べたために検出されたのではないかということだったが，結局，ドーピングということで失格となる。この件との経緯は不明であるが，ディープインパクトはまもなく引退した。イプラトロピウムはアトロピンに似た化学構造を有している（図1.4）。

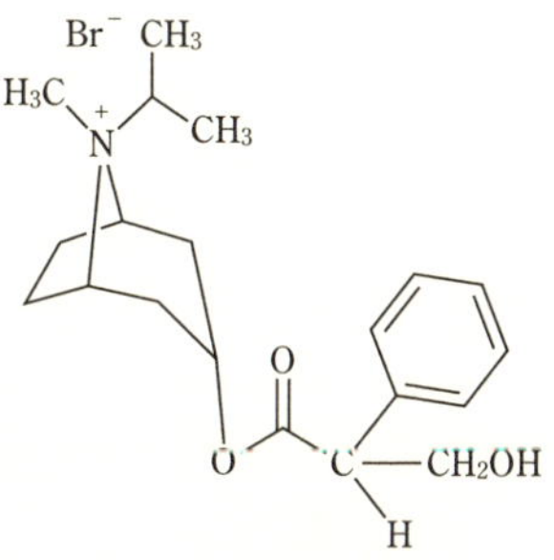

図 1.4　イプラトロピウムブロマイド

1.4 ┃ 麻薬・大麻・覚醒剤・向精神薬などにまつわる事件と事故

　2016年2月15日，元読売巨人軍選手の清原和博（1967- ）容疑者が覚醒剤使用容疑で逮捕された。この件について筆者はTV番組「グッディ」で説明したが，「覚醒剤を使用すると野球がうまくなるか」というキャスターの安藤優子さんの質問には窮した。あとで思い至ったのであるが，アメリカの野球界では覚醒剤まがいの化合物を主成分とする「グリーニー」（6.5.4項参照）という薬物が蔓延していたので，この薬物との関連について質問されたのであった。

　一方，2016年10月25日，厚労省関東信越厚生局麻薬取締部などの合同捜査本部は，沖縄県石垣島の自宅で同居人と大麻を隠し持っていたとして大麻取締法違反の疑いで，元女優の高樹沙耶（1963- ，本名：益戸育江，当時53歳）ら3人を逮捕した。高樹容疑者は容疑を否認した。高樹容疑者は2016年7月の参院選に新党改革から医療用大麻解禁を訴えて出馬（東京選挙区）して落選していた。高樹容疑者は人気TVドラマ「相棒」にも出て，小料理屋“花の里”のおかみ宮部たまき役を演じていた。この件で，ちょうど始まったばかりのabemaTVの「abemaprime」というインターネット放送される生番組で筆者は解説した。医

療用大麻については後述するが，今のところ，医療用大麻の推進論は大麻嗜好者が大麻吸引を正当化する隠れ蓑と考えたほうがよいと思う。

1.4.1　マイケル・ジャクソンの死

　2009年6月のマイケル・ジャクソン（1988-2009）の死は，麻酔薬（プロポフォール）による急性プロポフォール中毒とされる。使った医師（コンラッド・マレイ）は逮捕された。彼には77万ドルの借金があったことから，マイケルの主治医を月15万ドルで請け負ったといわれる。プロポフォールは全身麻酔や鎮静用剤として用いられる（図1.5）。2011年11月に元主治医のコンラッド・マレイは過失致死罪で禁錮4年の有罪判決となるも，模範囚だったので2013年10月に刑期の半分の2年で釈放された。

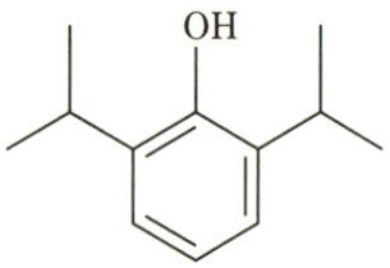

図 1.5　プロポフォール

1.4.2　リタリン大量処方事件

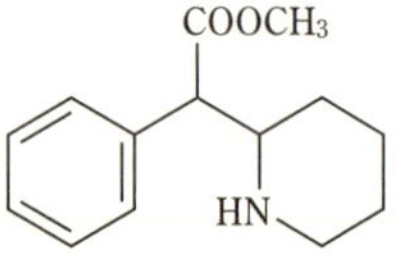

　近年は，鬱病のような病気に対して応用できる薬物も見いだされた。そのなかには化学合成薬のリタリン（ritalin）もある。リタリンは，もともとは適応症がナルコレプシー（睡眠障害の一種）

図 1.6　リタリン

や，難治性・遷延性鬱病の一部に限られていた。ところが，ある都内の診療所においてむやみやたらにリタリンが処方されていた事例が，処方箋を持ち込まれた薬局の薬剤師による保健所への通報によって明らかとなった。化学構造（図1.6）を見れば一目瞭然であるが，リタリンは覚醒剤の化学構造と同じ基本骨格をもっている。そして，その乱用者の間では，リタリンを「合法覚醒剤」「ビタミンR」などと呼び，またリタリン乱用者を「リタラー」と呼んでいるという。これらの乱用者は，診療所においてリタリンを指定して処方を希望したり，ナルコレプシーの症状を訴えてリタリンを処方した処方箋を出してもらおうとしたりしたらしい。この事態が明らかとなったのは，処方箋が発行されていたからであって，もし処方箋を発行することなしにこの診療所において直接リタリンを渡していたらどうなるかを考えると恐ろしい。医業と薬業ははっきりと分けなければならないことは，この事案からも理解していただけると思う。

1.5 ▍ 危険ドラッグによる事件や事故

　危険ドラッグはなぜ危険なのか。それは，危険ドラッグの作用そのものの危険性に加えて，危険ドラッグを服用しての傷害事件や自動車事故の事例などもあるからである。

　危険ドラッグそのものの危険性はよく知っておいてもらいたい。医薬品の開発はとても慎重に進められているのに対し，危険ドラッグはこれらの過程を一切欠いている。そして，危険ドラッグには「お試し」というものがないのである。

　歎異抄第13章その3に，「くすりあればとて，毒をこのむべからず」（薬があるからといって毒を好んではいけない）とある。本来は，阿弥陀仏の本願は，悪を造る者を助けようという願いなのだからと，わざと好んで悪を造って，浄土に生まれるべき行為とするべきだといってさまざまな悪いことをしているという噂により親鸞が言った言葉である。しかし，この言葉は，「もしも危ない毒を服用しても解毒薬がある（だろう）から，毒（危険ドラッグ）を服用しても大丈夫」といった風潮があるとすれば，その者たちへのよい教訓となるのではなかろうか。危険ドラッグには解毒剤はないのである。

1.5.1　危険ドラッグにまつわる事件や事故

　2014年11月3日，東京都世田谷区のマンションで，K.T.容疑者（当時31歳，男）が，隣の部屋の女性に切りつけたとして逮捕された。男は危険ドラッグの袋を所持しており，事件前に覚醒剤を使用した疑いもあるという。この事件は，逮捕された男が「しぇしぇしぇ」と奇声をあげたことで話題になった。

　2014年11月5日には，危険ドラッグを吸引して車を運転し，乗用車に追突して運転者の男性にけがをさせたとして，警視庁田無署は職業不詳のY.K.容疑者（当時32歳，男）を道交法違反で逮捕した。同署によれば，同容疑者の車からは危険ドラッグとみられる植物片入りの袋1つとパイプが見つかった。同容疑者は東久留米市の市道で，正常な運転ができない恐れがある状態で車を運転し，赤信号で停止中の乗用車に追突し，運転していた男性に頭部挫傷のけがを負わせた疑い。警察によれば，同容疑者は運転していたことも覚えていなかったという。

　2014年6月24日には，池袋駅西口付近の路上で，暴走したRV車が歩行者に突

っ込んで次々と人をはね，中国人の女性が死亡，6人が重軽傷を負った。RV車を暴走させた男（K.N., 当時37歳）は脱法ハーブ（当時の呼称，現在は危険ドラッグ）を吸った直後に運転し，意識が朦朧とした状態で事故を起こした。男は現行犯逮捕されたが，逮捕時によだれを垂らしていた姿がテレビに映し出されたのを見た方も多いと思う。2016年1月15日，東京地裁はこの男に懲役8年の判決を下した。ご存知のように，脱法ハーブや合法ハーブなどと呼ばれていたものは，2014年7月より危険ドラッグと統一して呼ばれるようになった。

　2016年1月，NHKのアナウンサーK.T.容疑者（当時37歳）が危険ドラッグを所持していたとして，医薬品医療機器等法（薬機法）違反で逮捕された。自宅で危険ドラッグを所持していたとのことであった。

　危険ドラッグや覚醒剤などを使用している者は，これらの薬物を服用する際に，「きめる」という表現を使うらしい。「○○できめる」というような使い方である。彼らは，それまでに使っていたものよりもさらに作用の強いものを求める傾向があるようである。実に恐ろしいことである。

1.5.2　必要となる法律などの整備

　麻薬，覚醒剤，大麻と，いわゆる危険ドラッグに属する化合物の間には，お互いに絡み合う複雑な関係がありながら，危険ドラッグ，即，麻薬として取り締まるわけにはいかない。上記の系統の薬物はまた法律面でもそれぞれが絡み合っていることから，特に法律面での整備は今後必要となってくるのではないかと思われる。

　危険ドラッグに関していえば，もし，個々の薬物について取り締まりができないとしても，たとえば，お香のようなものに理屈に合わない何かの化学合成物質を混ぜたらアウトとはできないのであろうか。何かが意図的に混入されていることはきわめて簡単に検出できるし，もし何かを意図的に加えたのであれば生産者のほうでその化合物を特定して届け出るべきである。だから，そのものを加える目的が合理的でなければ，その時点でアウトとすべきであろうと思う。

　また，危険ドラッグの分析を専門に行なうため，化学の専門家，最低でも博士号を取得している方を，この際，多く雇ってはいかがであろうか。分析はものすごく迅速になると思う。ある程度以上の経験を積んだ日本人研究者のこの領域の能力は世界でも有数である。今，どの程度の力量をもった方々が何人ぐらいで分

析に従事しているのかは不明であるが，いくら優秀でも実際の研究の経験があまりない方では分析はなかなか難しいと思う。何よりも経験を必要とする領域だからである。幸か不幸か現在のところ，化学系の出身で博士号をもちながら正規のポジションが得られていない人は大勢いるので，優秀な人材確保は今がチャンスである。

1.6 ┃ 思いがけない毒

　ふだんから私たちの身のまわりに存在する医薬品や日常品でが，使い方によっては大変な毒作用を有することもある。ここでは，入浴剤や殺菌剤のような，一見，何でもないような身のまわりの危険物について触れておこう。

1.6.1　日常生活に潜む毒

　日常生活にひそむ毒として種々のものがあげられる。撥水スプレー，カフェイン含有飲料，入浴剤，農薬などである。食べ物にも危険なものはあり，ジャガイモの芽や緑色になった皮の部分に有毒アルカロイドが含まれることは有名であるが，ヒョウタンを食べて多量の苦味成分が含まれていたために中毒を起こした例もある。

　近年，話題になったことのひとつに，妻が夫を殺害するために種々の毒物を使用したことがあげられる。実際には，トウゴマの種子やキョウチクトウの茎葉，メタノール（メチルアルコール）などが使われた。トウゴマの種子にはおそらくこれまでに人類が遭遇した猛毒のなかでその単位重量あたりの毒性が十指に入ると思われる「リシン」というタンパク毒が含まれる。キョウチクトウの茎葉には，オレアンドリンという心臓毒が含まれていて，この茎をバーベキューの串として使用して中毒した実際例がある。

　2016年3月10日，兵庫県西宮市で，晩酌にメタノール入りの酒を飲まされた夫（59歳）が死亡するという事件が発生した。この夫は3月6日に体調不良で受診したあと意識不明の重態に落ち入り，10日に死亡したものである。犯人は妻のF.O.容疑者（48歳）で，3月初旬に夫の晩酌の酒に燃料用のメタノールを混入したことを認めた。燃料用のメタノールとは，キャンプ用のコンロや理科の実験用のアルコールランプの燃料として用いられるもので，70〜90%のメタノール

からなるという。

　メタノール（CH₃OH）は，各種の酒の酔わせる成分であるエタノール（CH₃CH₂OH）と類似した化合物であるが，エタノールは体内で若干の毒性を示し，顔を赤くしたり吐き気をもよおさせたりするアセトアルデヒド（CH₃CHO）に変化するものの，これはさらに害の少ない酢酸（CH₃COOH）となって，体内における通常の代謝産物となる。一方，メタノールのほうは，体内で有毒なホルムアルデヒド（HCHO）に変換され，さらに蟻酸（HCOOH）に変換される。蟻酸も有毒物質である。この変化が起こりやすいのは，私たちの眼球の網膜においてである。この部分にはエタノールをアセトアルデヒドに，またメタノールをホルムアルデヒドに変換する酵素が多く含まれている。そのため，メタノールを服用すると失明に至るのである。また，ホルムアルデヒドも蟻酸も有毒物質であり，場合によっては死に至らしめる作用を有する（ホルムアルデヒドという名前はシックハウス症候群においても出てくる化合物である）。

　実際に，メタノールを8〜30 mL服用すると失明の恐れがあり，30〜100 mL以上服用すると命にかかわる可能性がある。メタノールの臭いはエタノールと同様，鼻につんとくるくらいで特別のものではなく，その味覚もおそらくエタノールとそう変わるものではないと考えられる。

1.6.2　まぜるな危険

　台所などで使われる漂白剤に「まぜるな危険」と書いてあるのを見た方も多いのではなかろうか。これらには次亜塩素酸ナトリウムが含まれているものがある。

　次亜塩素酸ナトリウムは，塩酸と混ざると以下の式によって塩素ガスが発生する。

　　$4NaClO + 4HCl \rightarrow 4NaCl + 2H_2O + 2Cl_2 + O_2$

　また，家庭用温泉入浴剤に含まれる硫化鉄（II）は，塩酸と混ざると以下の式によって硫化水素が発生する。入浴剤と塩酸を含む洗剤は混ぜることによって危険をはらむ。

　　$FeS + 2HCl \rightarrow FeCl_2 + H_2S$

1.6.3　身近な有毒動植物

　一方，さまざまな有毒植物や薬になる植物が私たちの周辺には存在する。スイ

センやヒガンバナ，アマリリスはいずれもヒガンバナ科の有毒植物であるし，オモトやフクジュソウなどには心臓毒が含まれる。ドクダミは茶などとしてよく服用されているが，場合によっては皮膚が荒れる症状の出ることもある。それはドクダミに含まれるフェオフォルバイドaという成分が光化学反応を起こすためである。アジサイの葉を食べて中毒事件の起きたこともあった。

　他にも，トウゴマ，トウアズキ，トリカブト，スズラン，ウルシ，マンゴー，ジギタリス，キョウチクトウ，チョウセンアサガオなどの有毒植物が知られている。このように，私たちはこれからもさまざまな毒草や薬草と一緒に過ごしていくと思う。よくこれらの植物を知り，危険は避けながらも，なかにはとても美しい花を咲かせたり，姿のよいものもあることから，大いに一緒に過ごすことを楽しみたいものである。

　きのこのなかにもドクツルタケやタマゴテングタケのような命にかかわる毒をもつものや，ツキヨタケ，ドクササコ，テングタケのような各種の毒性を有するものもある。ヒカゲシビレタケのようなマジックマッシュルームに該当するものには，サイロシンやサイロシビンのような幻覚物質が含まれる。なお，マジックマッシュルームは現在，わが国では麻薬原料植物として「麻薬及び向精神薬取締法」の規制対象となっている。

　一方，動物に目を移してみると，私たちの身のまわりには毒ヘビも存在する。ハブは南方の沖縄などに生息するが，マムシは日本全国に分布する。海中にはウミヘビが生息する。また，これまでは毒がないと思われてきたヤマカガシもけっこう強い毒をもつことがわかってきた。ヤマカガシの毒牙は口の奥のほうにあるため，これまで気がつかなかったのである。次に述べるオオスズメバチは世界最大の有毒昆虫である。また，ツバキなどにつくイラガの毒はひどい。ゴキブリや蚊などのなかには病原菌を媒介するものもいる。

1.6.4 アナフィラキシーショック

　あまり知られていないが，わが国に生息するオオスズメバチは世界最大級の有毒昆虫である。スズメバチ類に刺されたときに怖いのは，アレルギー症状のひとつであるアナフィラキシーショックである。私たちがオオスズメバチに刺されると，ハチ毒という抗原からからだを守るため，IgEという抗体が体内でつくられる。そして，この抗体をもった人がまたオオスズメバチに刺されると，IgEがハ

チ毒（抗原）と結びつき，"IgE-ハチ毒"結合体となる。この結合体が肥満細胞や好塩基球と結合すると，大量のヒスタミンが体内に放出され（抗原抗体反応），悪心，嘔吐，蕁麻疹，血圧低下を起こし（アナフィラキシーショック），最悪の場合，死に至るのである

1.6.5　世界最強の毒

　人類がこれまでに見いだした強い毒には**表1.1**のようなものがある。なお，このリストは代表的なものを示したもので，すべてを網羅しているわけではない。また，毒はその投与方法や対象とする動物によってもその強さは異なって出ることがあることを了解されたい。

表1.1　これまでに知られている毒性の強い物質

毒の名前	$LD_{50}(\mu g/kg^*)$	由来
ボツリヌストキシンD[b]	0.0003**	微生物
破傷風トキシン（テタヌストキシン）[b]	0.0017*	微生物
マイトトキシン	0.05	微生物
リシン[b]	0.1	植物（トウゴマ）
アブリン[b]	0.1	植物（トウアズキ）
シガトキシン	0.35	微生物
パリトキシン	0.45	微生物
バトラコトキシン[a]	2	植物（矢毒ガエル）
サキシトキシン[a]	3.4	微生物
テトロドトキシン[a]	10	動物（フグ）／微生物
VXガス	15.4	化学合成
ダイオキシン（TCDD）	22	化学合成
d-ツボクラリン[a]	30**	植物（クラーレ）
ウミヘビ毒[b]	100	植物（ウミヘビ）
アコニチン[a]	120	植物（トリカブト）
ネオスチグミン	160	化学合成
アマニチン[a,b]	400	微生物（毒きのこ）
サリン	420	化学合成
コブラ毒[b]	500	植物（コブラ）
フィゾスチグミン[a]	640	植物（カラバル豆）
ストリキニーネ[a]	960	植物（馬銭子）
青酸カリ	10000	化学合成

* $\times 10^{-3}$mg／kgまたは$\times 10^{-6}$g／kgに同じ，** 最小致死濃度，[a] アルカロイド，[b] ペプチド。
［船山信次著：『図解雑学 毒の科学』（ナツメ社）より改変］

第　2　章

毒や薬にまつわる歴史

──人と毒や薬との遭遇──

　人類はこれまでに種々の病気による絶滅の危機にあってきた。そのなかには，結核やハンセン病，天然痘，ペスト，コレラ，チフスといったものもあったが，このような人類の存亡をも左右しかねない病気を知恵で乗り切ってきた。天然痘に至っては1980年5月にWHO（世界保健機関）が世界根絶宣言を出したのである。結核についても，薬物療法で治癒が可能であるという宣言が出された。しかし一方で，新しい脅威もある。たとえば，現在でもO157のような病原性の細菌，そしてエイズや新型インフルエンザなどのウイルスを原因とする病気の危険性に常にさらされている。さらに各種抗生物質に対抗する耐性菌の出現も脅威である。

　これらの疾患への対策過程では各種の薬も役立ってきたわけであるが，これらの薬の多くは見方を変えれば毒でもあった。すなわち，薬との付き合いはまさに毒との付き合いでもあったといえる。そして上記のような病気の克服には，それまでに主流をなしていた植物由来の薬はほとんど役に立たなかった。免疫療法や抗生物質の発見が役立ったのである。

　私たちは上記のような現代薬の恩恵を享受する一方，コカインやヘロイン，LSD，覚醒剤，向精神薬といったこれまでは考慮に入れてこなかったタイプの薬物の跋扈も経験し，さらにはデザイナードラッグや危険ドラッグといった代物も台頭することになる。これらの薬物はいわゆる毒草・薬草ともかかわっており，一部のものは医療にも大いに役立つ一方，耽溺などの困ったことも起こった。すなわち私たちは，これからもこれらの毒草・薬草といかにうまく付き合っていくかが常に問われているといっても過言ではないと思う。

　一方，毒や薬は不思議と，歴史の変換点にかかわりをもってきている。わが国では，栄西による茶の導入が平安時代の終焉，すなわち古代から中世，貴族社会から武士の社会への変換点にあたり，『本草綱目』がわが国にもたらされたのは江戸時代の初め，すなわち近世のはじまりである。海外を見れば，19世紀初めの1805年にはモルヒネの発見が報告され，アスピリンとヘロインが発売されたのはまさに20世紀目前の1899年のことであった〔ヘロインという名称の起源はドイツ語のheroisch（英雄の，気高い，壮大な）であり，当初いかに期待された医薬であったかがうかがえる〕。さらに，ペニシリンが再発見されたのは第二次世界大戦のころで，この戦争の終結以降を現代としている。

　そこで，ここでは私たち人間とこれらの毒や薬，あるいは毒草・薬草がどのようにかかわってきたかを歴史を通して見ていくことにしよう。

2.1 ｜ 人類の誕生と古代社会における毒や薬

　ヒトは雑食性ゆえ，太古の昔から種々の動植物を食してきたと思われるが，そのなかには，腹痛や吐き気を引き起こしたり，命にかかわったりするものもあった。ヒトには知恵があるので，そのような動植物について，はじめのうちは家族や仲間内で口伝によって伝えていたに違いない。しかし，やがて文字やその記録媒体が発明されると，競うようにそれらの記録をしはじめる。まるで文字やその記録媒体の発明は，毒草や薬草の記録をしたいがためのものであったのではないかと思われるほどである。たとえば，エジプトで発見された紀元前1552年に書かれたパピルス・エーベルスにも，すでにケシやアヘン（ケシの未熟果実に傷をつけて浸出する乳液を集めて乾燥したもの）の記録がある。

2.1.1　クレオパトラとソクラテス

　古代エジプトの長い歴史からすれば，新しい時代の話である。プトレマイオス12世の王女として生まれた，かの有名なクレオパトラ7世（紀元前69-30）は美しいだけではなかった。彼女は教養に富み，毒にも深い関心をもっていた。そして，種々の毒の効果を囚人で試していたという。

　そのクレオパトラがオクタヴィアヌスに敗れて追いつめられ，毒ヘビに自らを咬ませて最期を迎えたという話は有名であるが，彼女の最期についてはさまざ

な想像や新解釈もある。たとえば，その自害について現在知られているもっとも古い記録であるギリシャの伝記作家プルターク（Plutarch；またはプルタルコス Ploutarkhos；46ごろ～125ごろ）によれば，クレオパトラはコブラ科のエジプトコブラという毒ヘビに腕を咬ませたとなっている。しかし別の話では，自害に使ったのはクサリヘビ科の毒ヘビであるという説もあり，咬ませた部位についての記述も腕ではなく乳房を咬ませたとなっていることも多いようである。

　プルタルコスの記述によれば，クレオパトラは種々の毒を調べ，熟睡した人間のように早く安らかな死を与える（今でいう神経毒作用を示す毒をもつ）コブラ科のエジプトコブラを見いだしたという。これに対し，クサリヘビ科のヘビ毒は，咬まれた部位に対して強い出血作用があるばかりではなく，糜爛性で皮膚のただれや壊死もひき起こす。

　毒の効果について数々の実験をしていたクレオパトラ7世が，自らの最期に使う毒について考えを及ぼさなかったとは考えづらいことである。激しい出血や皮膚のただれや壊死を起こすような毒を選ぶことはなかっただろうと思うので，おそらくクレオパトラが使った毒ヘビはエジプトコブラだったのではないかと思う。

　一方，時代は大きくさかのぼり，場所も古代ギリシャに移すが，罪人（主に今でいう政治犯）の処刑にドクニンジン（ヘムロック）種子抽出物が用いられ，ソクラテス（紀元前470-399）はこの方法によって処刑された。そのソクラテスの最期の様子は弟子のプラトンの著作『パイドン』に残っているので，その一部の邦訳を示す。

　　…毒を渡す役目の男に手渡された毒杯をあおったソクラテスは男にいわれたとおり，歩きまわっていましたが，やがて脚が重くなったといって仰向けにやすまれました。（略）すると，毒を渡した男が，あの方のお身体に触り，しばらくしてから足先や脛のほうを調べ，それから足の先を強く押して，感じがあるかとたずねました。「ない」とあの方は答えられました。つぎに，また脛に同じことをし，こうしてだんだん上にあがっていって，しだいに冷たくなり硬くなってゆくのを，ぼくたちに示しました。そして，もう一度触ってみて，これが心臓まできたらおしまいです，と言いました。…

[パイドン：『世界の名著 プラトンⅠ』，池田美恵訳，中央公論社，1966年，pp. 489-586より]

　ドクニンジンはヨーロッパ原産のセリ科の植物で，全草にコニインという神経毒を有するアルカロイドが含まれる（図2.1）。コニインによる中毒の特徴としては，手足の末端からからだの中心に向かって麻痺が進むことで，それはこのソクラテスの最期に記されているとおりであるという。

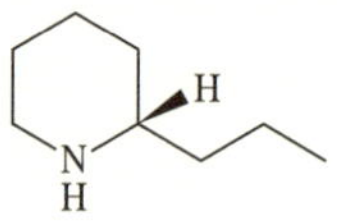

図2.1　コニイン

2.1.2　古代ローマ人と酢酸鉛

　古代ローマ人たちは，酸っぱいワインを鉛製の鍋で加熱すると甘くなることを見いだした。これはワイン中に含まれる酸味成分である酒石酸や酢酸が鉛と反応して，それぞれ酒石酸鉛や酢酸鉛に変化するためであった。特に酢酸鉛〔$Pb(CH_3COO)_2$〕は「鉛糖」とも称されるくらいの甘味がある。しかし，これらの有機鉛は有毒な化合物である。古代ローマが滅んだ原因の一つが酢酸鉛の摂取にあったのではないかという説すらある。

2.1.3　神明裁判

　神明裁判とは，運命を薬物に委ねるという裁判である。アフリカでは，この裁判にフィゾスチグマの抽出物が使われた。この植物は矢毒にも使用される。有毒成分としてアルカロイドのフィゾスチグミンを含む。罪を犯したと疑われた者は，この抽出物を飲むことを強要される。そして曰く，「罪を犯していない者は無実を確信しているため一気に飲み，そのため薬物を吐き出してしまって死を免れるが，罪を犯した者はこわごわと少しずつ飲むため死に至る」。いずれにせよ，ひ

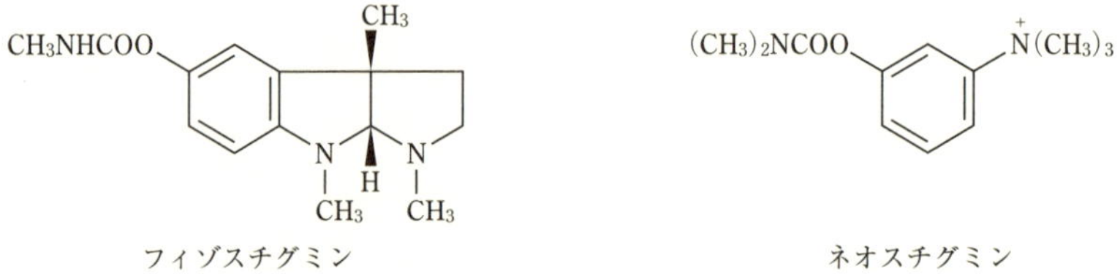

フィゾスチグミン　　　　　　　　　　　　　　ネオスチグミン

図2.2　フィゾスチグミンとネオスチグミン

どい所業である。

　フィゾスチグミンは薬用量を緑内障の治療薬にも用いられるが，現在はこの化合物の化学構造を参考にして化学合成されたネオスチグミンが用いられている（図2.2）。

2.1.4　ケシや大麻と人類

　今日，さまざまな向精神薬物として知られる薬物の原料となる植物のなかでも，ケシ，コカ，アサ（大麻）との付き合いは長いことが知られている。これらの植物の栽培の歴史は数千年にわたるものもある。

　ケシの花が咲いたあとには，細かな種子を内包したケシ坊主と称されるものが形成される。ケシ坊主が未熟なうちに外皮に傷をつけて滲み出す乳液を集めると，やがて乳液は黒い塊となる。これがアヘンで，その主成分が麻薬として有名なモルヒネである（図2.14参照）。一方，コカの葉は，コカインを主成分とする南米産の薬物である。コカインには局所麻酔作用のあることも発見され，現在はコカインの化学構造を参考として合成されたキシロカインが特に歯科領域で多用されている（図2.3）。

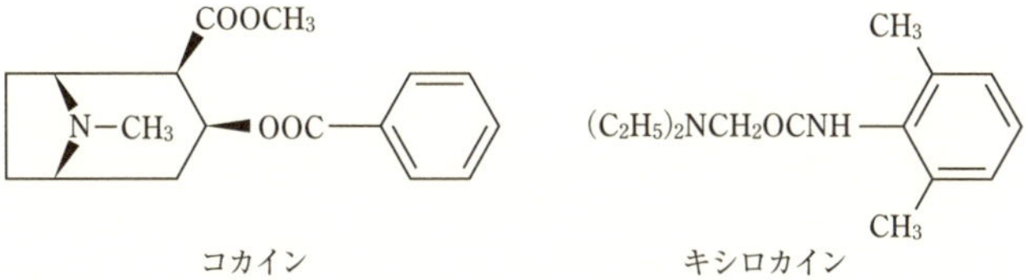

図2.3　コカインとキシロカイン

　近年，わが国でもその濫用が問題視されているアサ（大麻）の栽培の歴史もきわめて長い。わが国における麻の生産の最盛期は1953年（昭和28年）であり，そのときの栽培面積は4900ヘクタール，栽培者数は37313人であった。しかし，その後激減し，現在では栽培面積・栽培者数とも100分の1以下となってしまった。現在，麻の栽培が最も盛んなのは栃木県であるが，それでも十数軒であるという（図2.4）。

このようなわが国における麻栽培の
衰退の原因は，その供給を海外に求め
ていることにもよるが，実際にはかな
りの部分は法的規制によるものであろ
う。すなわち，わが国では大麻を栽培
するためには，「大麻取扱者免許」を
取得しなければならない。そして，麻
の栽培にあたって，種子の管理，大麻
葉の届出などの煩雑さ，盗難防止にか
ける労力などが，この傾向に拍車をか
けているのは間違いないと思われる。

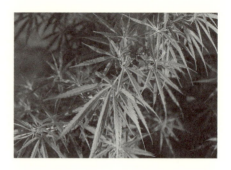

図2.4　大麻（ミシシッピ大学の研究農場にて）

　大麻の繊維を麻といい，私たちは衣
類や下駄の鼻緒，和弓の弦，凧の糸な
どに使ってきた（図2.5）。また，神社
においても玉串や注連縄などに大麻の
繊維が使われている。しかし現在，そ
の9割が中国産であるという。その現
状を嘆いて，伊勢神宮のある三重県の
神社関係者が，神事用の大麻の栽培許

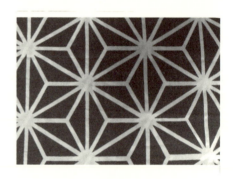

図2.5　麻模様（風呂敷から）

可を三重県に申請したが許可されなかったという報道があった（産経新聞，2017
年1月12日付）。三重県側の説明は「中国産大麻や化学繊維の代替品が流通するな
か，あえて三重で大麻栽培を行なう合理的な必要は認められない」とのことであ
る。大麻には幻覚成分のテトラヒドロカンナビノール（THC）（図2.6）が含まれ
ているが，その繊維にはこの成分は含まれていない。私は，THCが含まれるこ
とをその目的とする使用（後に述べる
医療大麻など）には賛成できかねるが，
わが国の伝統として，神事への大麻繊
維の使用はまた別に考慮すべきである
と思うがいかがであろう。人間は知恵
のある存在である。さまざまな有毒植
物などとも共存して今日に至る。古来

図2.6　THC（テトラヒドロカンナビノール）

の伝統はなんとか守れないものかと思っていることを紙上で述べた。

2.1.5　煉丹術

　紀元前3〜4世紀の中国で成立したといわれる書物『周礼』には，水銀や砒素などを含む鉱物が「五毒」と称する薬として記載されている。病気にさせる悪霊に打ち勝つには，このような薬（毒）が必要というわけである。その後，鉱物を不老不死の霊薬につくりあげる煉丹術（れんたんじゅつ）が生まれ，この技術は道教の思想と結びついて，不老不死の薬とされた丹薬（たんやく）を生むに至る。「丹」には赤色の意味もあるが，不老不死の薬の意味もある。おそらく鮮やかな赤色に血（生命）を意識したのであろう。丹薬とは，水銀と硫黄の化合物である硫化第二水銀（HgS）のことであり，天然には丹砂（辰砂）としても産出する。「草木は薬になるとはいえ，燃やしてしまえば灰となってしまう。それに対して，鉱物である丹薬は，千変万化してまた元の姿に戻り，生命が絶えることがない」というのが丹薬服用を支える根本思想であった。現代的な視点からみれば，水銀化合物は不老不死の妙薬などではなく，そのなかでも酸化第二水銀（HgO）は明らかに毒性の心配される物質である（図2.7）。それなのに，中国の唐時代（618〜907）には，歴代の皇帝20世のうち少なくとも6人が，懲りることなくおそらく丹薬の中毒のために生命を落としている。

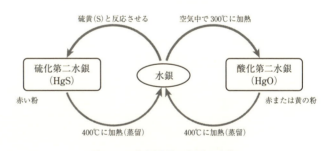

図 2.7　丹薬（硫化第二水銀）の変化

2.1.6　わが国の毒と薬の黎明期

　中国大陸における紙の発明の毒草や薬草の歴史に与える影響はまさに画期的で，以後，紙に墨で書いた文書も多く残されることになった。紙はわが国にも7世紀には伝わり，紙に記録された古事記（712年）中の因幡の白兎の話には，大国主命（おおくにぬしのみこと）が傷を負った白兎に対して薬草を使うことを教えて助けたという，わが国最古の薬草（ガマの穂）に関する記録がある。

　また，756年（天平勝宝8歳）に奈良の大仏に奉納するという形で正倉院に納められた聖武天皇遺愛の品々のなかには，正倉院薬物と称される生薬類（動植物や鉱物由来の薬物）もあって，そのリストは『種々薬帳』として知られている。そのうえ，そこに記録されている生薬60種中38種の生薬は現存している。このリストを見ると，当時の毒草や薬草の息吹を感じる。これらの生薬のなかには，おそらく鑑真和上が753年（奈良の都には754年に到着）に来日した際にもたらしたものも多いと思われる。そして，なかには明らかに毒性の強いものもある。

　この正倉院薬物が奉納されたのとほぼ時を同じくする西暦757年に施行された養老律令（710年の大宝律令を基にしている）には毒に関する刑罰について書かれた事項があり，そこには毒として，附子と烏頭（それぞれトリカブト由来），冶葛（東南アジア産の有毒植物の根），そして，鴆（起源は不詳）があげられている。冶葛の基原植物はゲルセミウム科のコマンキョウ〔マチン科。学名：ゲルセミウム・エレガンス（*Gelsemium elegans*）〕で，その若葉に最も強い毒があるという。一方，鴆毒の起源はいまだ未詳とされている。鴆毒については実際に鴆という毒鳥がいたという話もあるものの，筆者はその鳥の実在を示す情報があまりにも希薄すぎることもあって，その正体は当時，白砒石などと呼ばれていた三酸化二砒素（亜砒酸）だったのではないかと考えている。

2.1.7　ベニバナの渡来

　わが国において，その後重要な産業の一つとなった紅の原料となるベニバナが

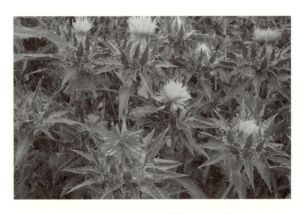

図2.8　ベニバナ（東京都薬用植物園）

伝わったのは，3世紀のことといわれる（図2.8）。その原産地と目されているのはエジプトであるが，現在もっともその栽培が盛んなのは山形県であるから，こんなに古い時代にベニバナのたどったはるかな道を考えるとき，ロマンを感じざるをえない。

2.1.8　園芸植物と薬用植物

ボタンやキク，アサガオは現在，園芸植物として知られているが，もともとはいずれも奈良時代から平安時代初期の遣唐使が中国大陸から薬用植物としてわが国にもたらしたものである。ボタンの根皮は牡丹皮として芳香性健胃薬に，キクは菊酒などで不老長寿の薬とし，そしてアサガオはその種子を牽牛子として下剤に用いられてきた。ただし，ケンゴシは現在でも日本薬局方に掲載されているれっきとした医薬品であるが，強い腹痛を伴うなどの副作用があるため，今はほとんど使われていないと思われる。

2.1.9　万葉集と薬用植物

8世紀に成立した『万葉集』には額田王（生没年不詳）による「あかねさす紫野行き標野行き野守は見ずや君が袖振る」があり，ここにアカネ（茜）とムラサキ（紫）という2つの薬草が詠われている。このあとに，大海人皇子（後の天武天皇）の返歌「紫草のにほへる妹を憎くあらば人妻ゆゑにわれ恋ひめやも」があり，その解釈には種々あるものの，成熟した2人の大人の恋愛（？）とともに，日本という国の青春（曙）の息吹きも感じる歌であると著者は感じる。

2.1.10　天平の毒と薬

ヒトの命を危うくする力をもった薬物を，天平の人々はどう思ったのであろうか。天平時代は729年（神亀6年）3月に藤原不比等の四男麻呂から「天王貴平知百年」（天皇は貴く平らかにして百年をしろしめす）の文字を甲羅にもつ亀が献上され，これを契機にこの年の8月5日に「神亀」から「天平」に改元された。それから749年に天平感宝元年，さらに同年に天平勝宝元年となるが，この時代は聖武天皇の時代であり，また光明皇后の時代であったともいえる。

聖武天皇の後には，聖武〜孝謙〜淳仁〜称徳天皇と続き，聖武天皇（701-756）のほか，光明皇后（701-760）との間に生まれた娘である孝謙と称徳（孝

謙の重祚）が三代の天皇となっている。よって，この時期は，実は天皇の後ろで操っていた光明皇后すなわち，藤原光明子の時代といっても過言ではなかろう。

この時代にはいくつかの暗殺事件と思しき事件があり，そこに関与していると思われる毒にはいまだに謎がある。

2.1.11　薬師如来とくすり

まだ近代的な天然物化学や有機化学が発展する前，人々は毒や薬をどのようにとらえていたのであろうか。あるものを服用すると体調がよくなったり悪くなったり，場合によっては死に至ることもあった。そのものを，神がかったものあるいは人間の手におよばないものととらえていたところもあったに違いない。すなわち，宗教との関係が生じるのも当然ということになろう。わが国にも薬師如来というようなまさに薬と宗教の結びついた存在もある。

薬師如来の歴史は古く，天武天皇が皇后の病気平癒を願って建立した薬師寺の本尊は，薬師如来である。また，この薬師寺が再建されたものか否かが論争となっているが，現在の薬師寺の薬師三尊の歴史はまちがいなく8世紀の光明皇后の時代にさかのぼる。

2.1.12　薬子の変

平安時代になってからまもなくの西暦810年，平城上皇の重祚（再度の天皇即位）をめぐって「薬子の変」というものが起きた。平城上皇の寵愛を受けた藤原薬子（生年不詳-810）は，平城上皇とともに再興を期して東国へ向かったが，嵯峨天皇の命で彼らを坂上田村麻呂（758-811）らが追い，ついに上皇は出家する。さらに，追いつめられた藤原薬子は毒をあおいで自決したという記事が『水鏡』にある。彼女が服用したのはトリカブトであったともいわれるが，『水鏡』には自決したという記載はあるものの，どのようにして自決を果たしたかについての記載はない。

2.1.13　世界五大矢毒文化圏

ヒトは毒を恐れ嫌うとともに，毒を積極的に利用することもしてきた。世界各地を訪ねて矢毒の研究をした石川元助氏は，狩猟に用いる矢毒に対して世界四大矢毒文化圏を提唱している。それらは，北アメリカから日本〜ヨーロッパにかけ

てのトリカブト矢毒文化圏，東南アジアのイポー矢毒文化圏，西アフリカのストロファンツス矢毒文化圏，そして南アメリカのクラーレ矢毒文化圏である。私はこれに中米のヤドクガエルの毒を使用するコーコイ矢毒文化圏を含めて世界五大矢毒文化圏を提唱したい。矢毒もまさに人類の築きあげた文化といってよいと思う。

　人類はやがて，文字や粘土板や紙などの記録手段を発明し，ひとつひとつの毒を見つけてはそれらを記録しつづけてきた。一方，不幸なことには，人類は毒を使った殺人を企てるようにもなり，戦争にも毒を使うようになった。さらに，人類は私たちの精神に対して作用する麻薬や覚醒剤，大麻と称されるものも見いだしてきた。これらの向精神物質も使われ方によっては毒ということができる。

2.2 ｜ 中世暗黒期における毒や薬

　中世のヨーロッパには錬金術師と称される人々が闊歩する。また魔女の存在が喧伝され，特に薬草を使う人たちが多く魔女という嫌疑をかけられて殺された。なかでもアルカロイドのアトロピンが得られるマンドラゴラ（ナス科。マンドレークともいう）と魔女はよく結びつけられることになった。

　マンドラゴラについては，まだ魔女という概念もなかった時期に，ジャンヌ・ダルク（1412ごろ-1431）がいわれのない宗教裁判にかけられた際，「マンドラゴラの霊力にたよったことがあの活躍の原動力であった」という因縁もつけられたことが知られている。曰く，「被告ジャンヌはときどき懐にマンドラゴールの根を持ち歩く習慣があり，これにより財産や俗事において幸運を掴みたいと望んでいた。被告はこのマンドラゴールにはそうした効能があったと承認した」［高山一彦編・訳：『ジャンヌ・ダルク処刑裁判』，現代思想社，1971年，p.177］。なお，わが国における中世は，平安時代後の鎌倉時代から江戸時代に入る前の安土桃山時代に該当する。

2.2.1　ナス科植物とアトロピン

　ヨーロッパにおいては前述のマンドラゴラのほか，ベラドンナがアトロピン（図3.5参照）の得られる植物として知られている。一方，わが国では，いずれもナス科のハシリドコロや帰化植物のチョウセンアサガオなどがアトロピンおよび

関連のアルカロイドが得られる植物と
して知られ，これらの誤食による中毒
事故も毎年のように起きている（図
2.9）。

2.2.2 カンタレラ

イタリアのルネサンス期にチェーザ
レ・ボルジア（1475-1507）とルクレ
ツィア・ボルジア（1480-1519）の兄
妹を輩出したボルジア家は，カンタレ

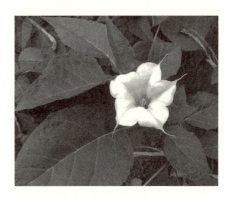

図2.9 チョウセンアサガオ

ラという毒薬でも有名である。この毒薬は，豚を殺して逆さに吊り，その腸内に
亜砒酸を散布し，腐敗させたのち乾かしてつくるという。毒性を発揮する物質に
ついては，腐敗アルカロイドのプトマイン影響説もあるが，結局のところその主
成分は亜砒酸であると考えられる。

2.2.3 お茶とコショウとトウガラシ

わが国が古代から中世にならんとするとき，すなわち平安時代が終焉するころ，
お茶が栄西（ようさいともいう）（1141-1215）により宋から伝えられた。お茶が
その後の日本文化に与えた影響は実に大きいものがある。一方，英国には同じ植
物を原料とする紅茶が普及し，後には阿片戦争の火種ともなっている。

コロンブス（1451?-1506）のアメリカ大陸発見の一つのきっかけとなったの
は，胡椒であった。コショウの産地であるインドに至る海路を見いだそうと，ヨ
ーロッパから西へと航海したコロンブス一行がたどり着いたのがアメリカ大陸だ
ったのである。しかし，彼らはそこがインド（現在のインド大陸ではなく，その東
に広がる大陸全体を指す）であると思い込んでいた。そのため，近くの島々に西
インド諸島という名前を付け，現地の人々をインディアンと呼ぶことになったわ
けである。コロンブス一行はこの航海により，トウガラシやタバコ，梅毒などを
ヨーロッパにもたらした。トウガラシをレッド・ペッパー（赤いコショウ）と呼
ぶのは，彼らが求めていたものがコショウであったことによる。タバコや梅毒は
またたく間に世界中に広がった。

2.2.4 タバコのわが国への伝来

わが国にタバコがもたらされたのは，天正年間（1573-1592）とされている。タバコはおそらく南蛮貿易（ポルトガルやスペインの商人との貿易。これに対してオランダとの貿易は紅毛貿易といった）によってもたらされたとされている。あるいは，スペインが当時占領していた東南アジアのフィリピンで栽培させたタバコをわが国に売りつけようとしたものとされる。

2.2.5 忍者の毒

この時期に活躍（暗躍）した忍者の「忍者の毒」というものもある。歴史家の磯田道史氏が，その忍者の文書なるものを持参して筆者の研究室を取材訪問されたことがあったが（2011年10月28日，NHKテレビ，LAST NIN‐JAにて放送），忍者の巻物にあった毒とはツチハンミョウ（土斑猫。生薬名：カンタリス）であった。そして，その文書には，ツチハンミョウを薬研で細かく砕いたものを竹筒に詰め，これを口にあててふっと吹きかけたところ，自分の前にいる人たち約200人ぐらいがばたばたと倒れたと書いてあった。その巻物の記載を見て，失礼ながらちょっと吹き出した。ツチハンミョウの有毒成分はカンタリジンで（図2.10），皮膚，特に粘膜への刺激作用のある化合物だが，この手法においては200人が倒れるなどということは起こるわけもなく，最も危険なのはこの竹筒を吹いた本人であろう。しかし，この文書（巻物）をもって自分たちの立場を必死になって守ろうとした気持ちを考えると，何となくいとおしいものすら感じる。

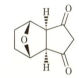

図2.10 カンタリジン

2.3 | 近世大航海期における毒や薬

近世の始まりといえる江戸時代は，毒草・薬草に関連する事項としては，中国大陸から1596年に刊行されたばかりの『本草綱目』の1603年のわが国への導入によって幕をあける。なお，日本史における近世はほぼ江戸時代全般となり，江戸幕府が開かれてから明治維新前までにあたる。

近世には，マラリアの特効薬であるキナノキがヨーロッパにもたらされ，やがてその有効成分であるキニーネが単離された（図2.11，2.12）。江戸時代末近い

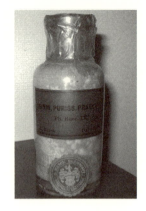

図 2.11　キニーネの瓶

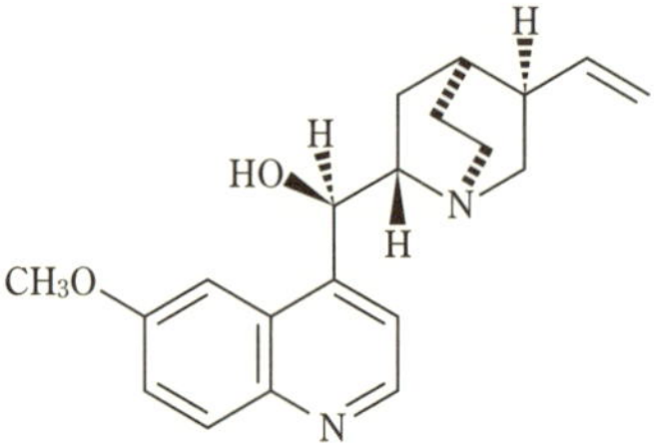

図 2.12　キニーネ

1804年のわが国では，華岡青洲（1760-1835）がチョウセンアサガオを主薬とした麻酔薬による全身麻酔で乳がん摘出手術に成功し，一方，中国大陸においては19世紀中ごろにケシから得られる阿片を中国大陸にもちこんで商売を展開していた英国との間に阿片戦争が勃発した。阿片戦争はわが国の明治維新の一つのきっかけとなったともいわれている。この阿片の有効成分であるモルヒネを純粋に単離し，ちょうど華岡青洲の全身麻酔と同時期の1805年に報告したのがゼルチュルネル（1783-1841）であった。

2.3.1　ラボアジェ，ヴェーラー，リービッヒ

　この時代の化学の世界には，ラボアジェ（1743-1794）のようないわゆる天才も現われた。ただし，彼は化学者として種々の業績をあげるとともに徴税請負人もしていたために，フランス革命のときに断頭台の露と消えてしまったのであった。

　近代有機化学の道を開いたリービッヒ（1803-1873）やヴェーラー（1800-1882）も，この時期に活躍した研究者である。ヴェーラーはそれまでは生物しかつくり出すことができないと考えられていた有機化合物である尿素（NH_2CONH_2）を実験室で合成した。一方，リービッヒは実験を通して化学を学ばせる手法をやりはじめ，今も名称を変えながら続いている学術雑誌を1822年に創刊した。すなわち，当初，*Annalen der Pharmacie* として創刊されたこの学術誌は1840年に *Annalen der Chemie und Pharmacie* となり，1873年にリービ

ッヒが没すると彼の名前を入れて*Justus Liebigs Annalen der Chemie*，さらには*Liebigs Annalen*と改名されたりしたが，1998年には*Europian Journal of Organic Chemistry*に併合された。

　また，彼らは共同で，アーモンドの変種である苦扁桃(くへんとう)に含まれるアミグダリンの化学構造についての研究もしていた。現在，アミグダリンは分解するとベンズアルデヒドと青酸ガス（HCN）およびグルコース2分子を生じる青酸配糖体であることがわかっているが（**図2.13**），当時はまだ化学構造の記載法すら確立されていない時期であった。彼らはこのように，天然有機化合物を材料として近代的有機化合物の研究方法を確立していったのである。

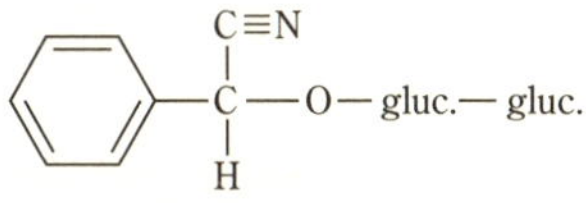

図2.13　アミグダリン

　医療面においては，パストゥール（1822-1895）による免疫療法の発見も，この時期の重要な出来事であった。

2.3.2　ケンペル，チュンベルグ，シーボルト

　江戸時代には長崎の出島に，ケンペル（1651-1716），チュンベルグ（1743-1828)，そして，シーボルト（1796-1866）の3人の"偽オランダ人"が来日してさまざまな知識を伝えるとともに，日本の植物についての研究を行なった。ちなみに，彼らを偽オランダ人といったのは，ケンペルとシーボルトはドイツ人，チュンベルグはスウェーデン人だからである。

　シーボルトは1828年にシーボルト事件と呼ばれるようになった事件でも知られるが，このシーボルト事件にはハシリドコロが関係している。すなわち，シーボルトは眼科医の土生玄碩(はぶげんせき)（1768-1854）に瞳孔を開く作用のある薬としてベラドンナを与えたが，その効果が確かであることを知った土生はさらにシーボルトにベラドンナの分与を求めた。やがてシーボルトにも手持ちのベラドンナが少なくなったので，日本にも同じ植物があるとしてハシリドコロの存在を教えた。ハシリドコロはベラドンナそのものではないが近縁の植物であり，ベラドンナ同様，アトロピン（2.2.1項参照）という瞳孔を開く作用のあるアルカロイドが得られる。この際，土生は謝礼として将軍から賜った葵の紋服をシーボルトに贈ったが，この事実が幕府に知られることとなり，罪に問われたのである。このほか，シーボ

ルトの門人が種々の件で罪に問われたこの一連の事件をシーボルト事件という。

　この時代に明らかとなったことの一つに，鉛を使った化粧の有害性もある。かつて将軍家に仕えていた女性のうち，いわゆる御目見栄以上の方はより白く化粧したとのことで，その際，鉛白〔塩基性炭酸鉛；$2PbCO_3 \cdot Pb(OH)_2$〕が使われたという。このことにより，将軍家の子供に悪影響が出て，たとえば徳川家斉（1773-1841）の子供53人中28人が5歳以下で死亡したというが，その主原因の一つが鉛白ではなかったかといわれている。

2.4 ｜ 近代細菌学勃興期における毒や薬

　近代になり，明治維新を経て海外との交流が始まると，日本人研究者による斬新な研究結果が続々と生まれる。鈴木梅太郎（1874-1943）らによる世界初のビタミン（ビタミンB_1）の発見，高峰譲吉（1854-1922）らによる世界初のホルモン（アドレナリン）の発見，北里柴三郎（1852-1931）らによるジフテリアの抗毒素血清療法の開発，長井長義（1845-1929）らによる喘息の特効薬であるエフェドリンの発見などである。また，フレミング（1881-1955）によるペニシリンの発見の報告［*Brit. J. Exp. Path.,* **10**, 226（1929）］に始まる各種抗生物質の発見も今日につながる。わが国における近代は，明治時代から太平洋戦争終結までにあたる。

2.4.1　ロベルト・コッホ
　近代における科学の進歩の最大の特徴は，微生物学の台頭と進歩であろう。その嚆矢ともいえるのが，ロベルト・コッホ（1843-1910）による結核菌の発見であった。コッホは近代科学の幕開けをした研究者ともいえる。コッホはその後の研究にも大きな影響を与え，現在でも微生物学に関係した研究者のかなりの者がコッホの流れを汲むといえよう。

2.4.2　アスピリンとヘロイン
　1899年，すなわち，まさに19世紀の終末期に登場したのが，バイエル社のアスピリン（アセチルサリチル酸）とヘロイン（ジアセチルモルヒネ）であった（図2.14）。前者はサリチル酸を，また後者はモルヒネをアセチル化した化合物であ

る。ご存知のようにアスピリンは
その後，今日に至るまで大量にし
かも広範に使われる薬となったも
のの，同時に誕生したヘロインの
ほうは今のところ医療への応用は
見いだせず，ヘロインの使用＝濫
用という図式となっている。なお，
サリチル酸およびアスピリンはも
ともとセイヨウシロヤナギの樹皮

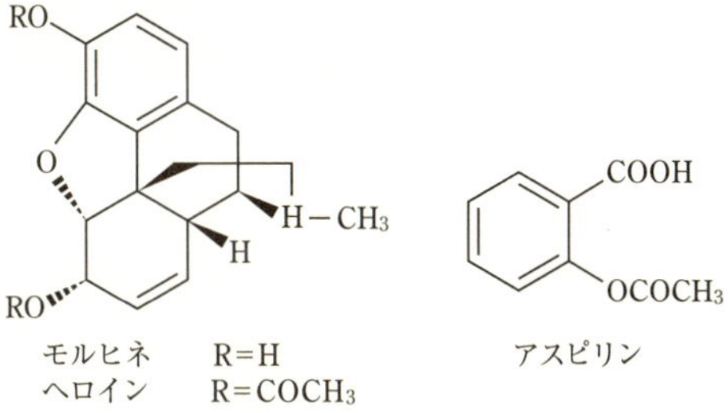

図2.14 モルヒネ，ヘロインとアスピリン

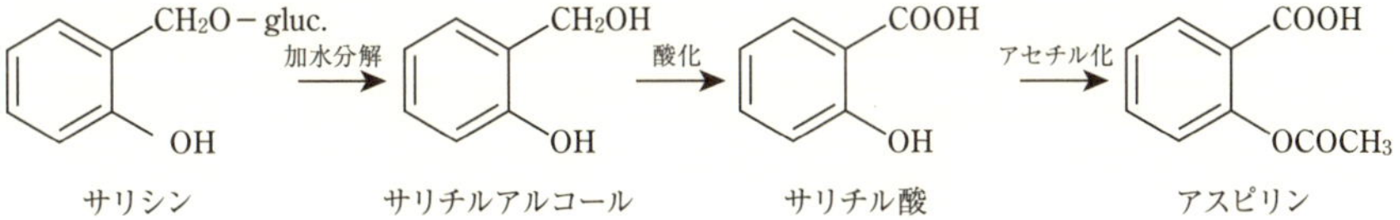

から得られたサリシンの化学変換によって得られた化合物であった（**図2.15**）。
現在，アスピリンはフェノールを原料として大量に化学合成されている。

図2.15 サリシンからアスピリンの調製

2.4.3 エフェドリンと覚醒剤

　明治時代には，先述したように，日本の薬学の黎明期に長井長義らによって，
マオウ科の植物であるマオウを原料とする漢薬の麻黄からエフェドリンが発見さ
れたという報告もある（**図2.16**）。
　また今日，覚醒剤として知られるメタンフェタミンは，喘息の特効薬となった

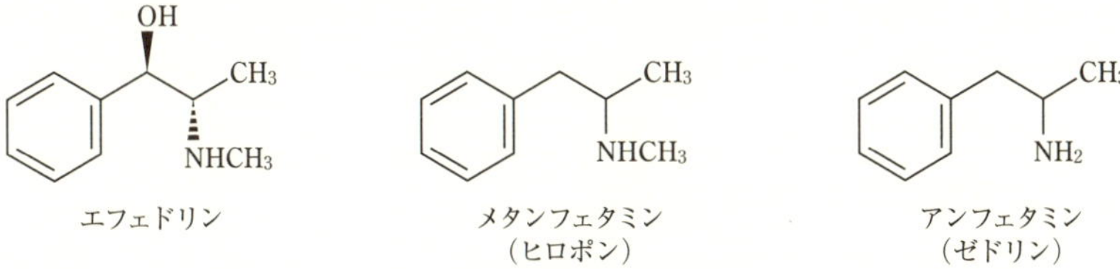

図2.16 エフェドリンと覚醒剤

エフェドリンを化学変換した化合物（デソキシエフェドリン）に該当する。メタンフェタミンは，別名をヒロポン，アイス，シャブなどという名称でも知られる。なお，メタンフェタミンのメチル基1個を欠く化合物が別途化学合成されており，アンフェタミンという名称で知られている。メタンフェタミンはヒロポン，アンフェタミンは（ベン）ゼドリンの名前で上市されたこともある。現在，わが国の法律で覚醒剤と指定されているのは，メタンフェタミンとアンフェタミンの2つの薬物だけである。

　なお，覚醒剤には当初はまったく悪い意味はなかったのであるが，その依存性や害が露見することになり，その後種々問題視されることの多い薬物となった。

2.4.4　LSD

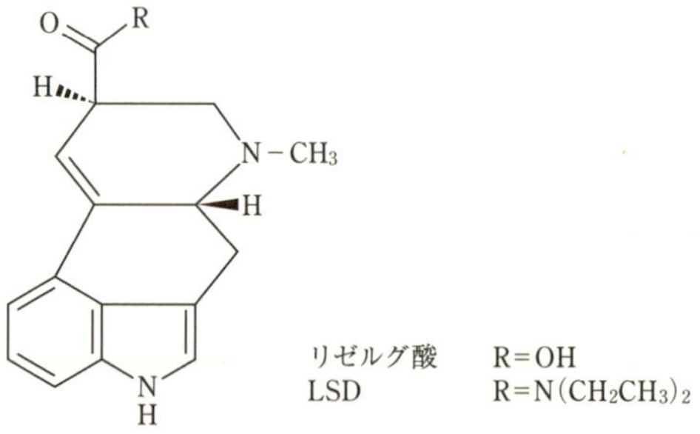

　前述のように，覚醒剤のヒロポンは，天然から得られたエフェドリンにわずかに化学変化を加えた化合物であったが，麻薬と称される薬物にも，天然物の化学構造にわずかな変化を加えたものが多い。たとえば，ヘロイン（図2.14参照）は

リゼルグ酸	R＝OH
LSD	R＝N(CH₂CH₃)₂

図2.17　リゼルグ酸とLSD

モルヒネに変化を加えたものであった。一方，LSDはイネ科のライ麦などに寄生する子嚢菌類のバッカク（麦角）から得られた麦角アルカロイド類の基本骨格であるリゼルグ酸を化学修飾した化合物である（**図2.17**）。LSDは20世紀中ごろになってから現われ，強い幻覚作用を有することが知られている。一方，コカインの化学構造を参考にして化学合成されたキシロカインが現在，特に歯科領域ではお馴染みともいえるような局所麻酔剤としてたいへん有用なものとなっていることはすでに述べたとおりである（図2.3参照）。

2.4.5　わが国明治期の科学者の活躍

　明治にはわが国の科学者が大いに活躍をした。すでに述べたが，ドイツのコッホのもとに留学し，破傷風菌の純粋培養に成功するなどの功績のあった北里柴三

郎，現在ビタミン B_1 として知られる世界初のビタミンを発見した鈴木梅太郎，タカジアスターゼを世に出し世界初のホルモンの発見としてアドレナリンを見いだした高峰譲吉のほかにも，志賀赤痢菌を発見した志賀潔（1871-1957）がいる。

　なお，すでに名前だけは出てきた秦佐八郎（1873-1938）は，コッホの弟子のエールリッヒ（1854-1915）の下に留学し，1910年に梅毒の治療剤となるサルバルサンを発見した。サルバルサンは当初2量体として報告されてきたが，現在では3量体または5量体と考えられている（図2.18）。

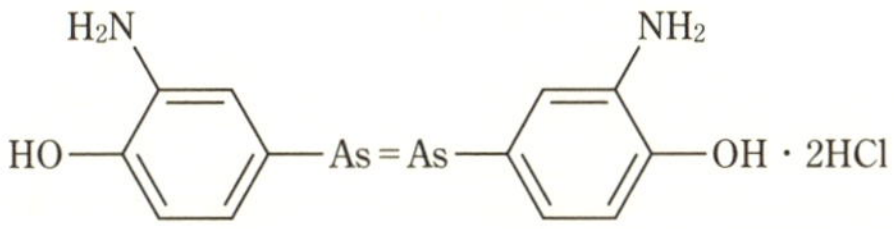

当初示されていたサルバルサンの化学構造（2量体）［→誤り］

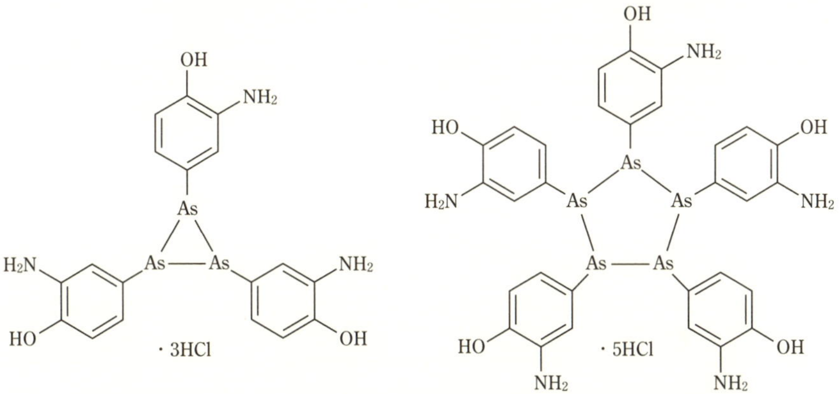

その後示されたサルバルサンの正しいと思われる化学構造（3量体または5量体）

図 2.18　サルバルサン

2.5 ┃ 現代抗生物質時代における毒や薬

　現代の医療を特徴づけるものは抗生物質であろう。最初の抗生物質であるペニシリンの発見は1920年代であったが，その再発見と応用は第二次世界大戦中であった。わが国では戦時中，ペニシリンは「敵性語」として使われなかったため

に，「碧素」という和名をつけられて研究された。その研究の流れから，戦後の梅沢浜夫（1914-1986）らのブレオマイシンやカナマイシンなどの抗生物質の研究成果が出たのである。わが国における現代とは，第二次世界大戦後の今日に至るまでの日々である。

2.5.1　レセルピンの発見

第二次世界大戦後，インドの化学者であるチョプラらは1950年代に，インド蛇木の根から有効成分の一つとしてアルカロイド類のレセルピンを発見した（図2.19）。このアルカロイドは血圧下降作用のあることでも知られているが，ヒトの精神状態をコントロールできるメジャートランキライザーとしての応用ができることがわかった。それまでは精神状態に異常をきたして暴れる患者はベッドに縛りつけておくよりどうしようもなかったのであるが，この薬物の発見により薬で穏やかな状態にとどめることができるようになったのである。

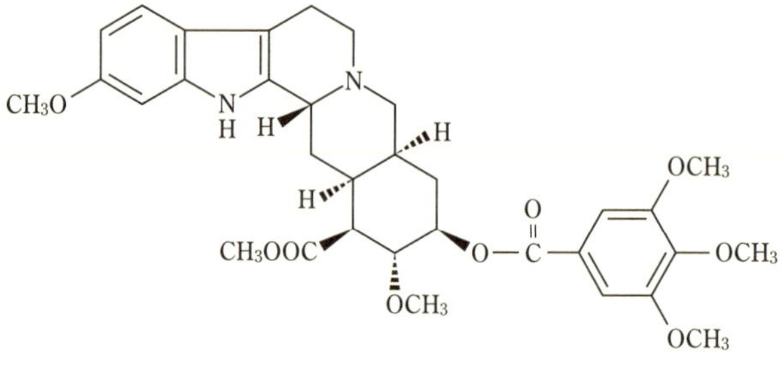

図2.19　レセルピン

2.5.2　各種の抗生物質の発見と病気との闘い

現代に至り，天然痘に至っては1980年に絶滅宣言が出て，結核についても薬物療法で治癒が可能であるという宣言が出された。しかし，新しい脅威もある。先にも述べたが，各種の抗生物質に対する耐性菌の発現や，O157やノロウイルスの頻発，鳥インフルエンザや各種の新しい病原ウイルスの出現などである。

それにしても，植物起源の医薬品はもちろんのこと，21世紀には各種抗生物質は医薬品としてさらに重要な位置を占めるようになった。まことにうれしいことに，2015年10月5日，北里大学（学校法人北里研究所）の大村智先生のノーベ

ル医学・生理学賞受賞が決定した。受賞理由はエバーメクチンという抗生物質の
発見であり，エバーメクチンの化学構造を一部変えたイヴェルメクチン（商品
名：メクザチン）はアフリカにおけるオンコセルカ症の特効薬となり，数億人の
人々をこの風土病の脅威から救うことになったのである。また，わが国において
もイヴェルメクチンは，イヌのフィラリア症の特効薬となり，イヌの寿命を大き
く伸ばす結果となっている。まさに，抗生物質にはまだまだ可能性のあることが
示唆された（エバーメクチンおよびイヴェルメクチンの化学構造は図4.5参照）。

2.5.3　合成大麻から危険ドラッグへ

　化学合成毒のなかには，規制を受けている大麻の代わりに「法にふれない」大
麻をつくり出そうとして，大麻成分であるテトラヒドロカンナビノール（THC）
様の作用を有する化合物を植物片にしみ込ませた「合成大麻」と称する代物がつ
くられた。同様の流れのなかで，植物片に覚醒剤類似の化合物などをしみ込ませ
たものや，覚醒剤様の化合物のうち法律で規制されていない薬物そのものがお香
やクリーナーなどの名目で跋扈しはじめたのである。当初，これらは合法（脱
法）ハーブや合法（脱法）ドラッグなどと称されていたが，2014年7月以降は統
一して危険ドラッグと呼ばれることになったことはすでに述べたとおりである。
さらにその前哨のような形で，法にふれない覚醒剤様の化合物がすでに多くつく
られはじめており，そのなかにはMDMAのようなたいへん広く世の中に出まわ
った化合物もあった。これらはデザイナードラッグとも称される。

第 3 章

薬はなぜ時として危険なのか

――薬毒同源――

　そもそも薬とは何か，そして毒とは何だろうか。ヒトや動物の生命活動に何らかの影響を与えるものを「生物活性物質」といい，たとえ同じものでも，結果としてヒトの役に立ったときに「薬」，害を与える結果となったときに「毒」と呼ぶにすぎない。

　いずれにせよ，何らかの生物活性を示すものはすべて，化学物質のはたらきである。なかには青酸カリウムや一酸化炭素のような無機化合物もあるが，多くは有機化合物である。いつも不思議に思うことがある。なぜ，植物成分としてつくり出された化合物のなかに，動物であるヒトに対する活性のあるものが存在するのだろうかということである。それは太古の昔にさかのぼれば，動植物の区別がなかったことに由来すると考えられる。たとえば，動物と植物においては，体内に持っているアミノ酸も共通している。

　それにしても，やはり，ケシのモルヒネやコカのコカイン，大麻のTHC（テトラヒドロカンナビノール）などがヒトに作用するのは実に不思議なことだと思う。また，これらの薬物をひとつひとつ見いだしてきた人類はたいしたものだと思う。

　そして，また思うのである。私たちの日常生活で普通に用いられるもののなかには使い方を誤るとヒトに対して恐ろしい毒作用をおよぼす場合が多々あるということをである。たとえば，便利かつ安全に消毒薬として使われてきた界面活性剤でも，いったんこれを点滴に入れるというまったく別の使い方をすると，その点滴を受けたヒトには生命にかかわる事態となる。2016年には京都の大口病

院において点滴に界面活性剤を入れられたことにより，多くの患者が亡くなるという事件が起きた。

　ちなみに，私たちの嗜好品として，たばこ，酒，茶があるが，それぞれ，ニコチン，エチルアルコール（CH_3CH_2OH），カフェインという化学成分が含まれており，興味あることに，いずれの化合物も量を過ぎればかなりの毒性を示す化合物である（図3.1，3.2）。うがった見方かもしれないが，私たちは実はけっこう「毒」が好きなのかもしれない。

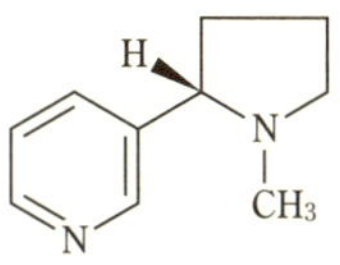

図3.1　ニコチン 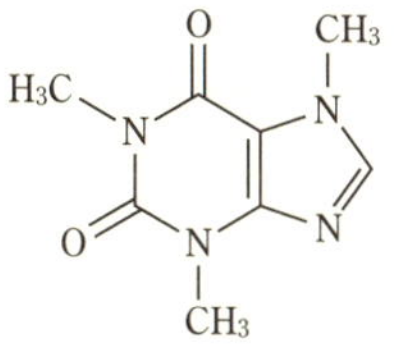　　　　図3.2　カフェイン

3.1 ｜ 薬毒同源

　わが国にはかつて中国から「薬食同源」という言葉が伝わったのであるが，なぜかわが国では，「薬」という字が化学薬品（ケミカル）を思い起こして誤解されるということからららしいが，薬食同源の代わりに「医食同源」という言葉が考えだされた。それは1972年のことで，NHKテキスト『きょうの料理』9月号に発表されたことに始まる。考えだしたのは，東京都で医院を開業していた新居裕久氏（1928-2008）であった。このことは「薬」という文字や薬学好きの著者には少々不快なことであるし，「薬と食」はいずれも体内にとり入れるもので並列可であろうが，「医と食」では並列することはできないではないかとつっこみたくもなるが，ここでは事実だけを記しておこう。

　私たちは，ある「もの」が私たちに害をおよぼすときに「毒」という言葉を使うが，ある「もの」に毒という符牒が付いているわけではない。毒とはヒトとの関係で初めて成り立つものである。すでに述べたように，ある化合物が生体に作用をおよぼす場合，その化合物を生物活性物質というが，その化合物がヒトに作用をおよぼした結果として，うるわしい作用が現われた場合，私たちはその化合物を「薬」と呼ぶのに対し，うるわしくない作用が現われた場合，私たちはその化合物を「毒」と呼んでいるにすぎないのである。よって，ある「もの」を利して薬とするか，または使い方を変えて毒とするかは，「もの」の責任ではなく，使う側の「ヒト」の責任である。たとえば農薬は，それを適用される害虫や雑草

にとっては毒でしかない。しかし，その結果，ヒトの役に立っているから農「毒」ではなく，農「薬」と称される。考えてみれば，「害」虫や「雑」草という名前もいかにもヒト中心の命名である。

　薬として応用できる化合物は生体に何らかの働きかけをする物質である。また，毒と称される化合物も生体に何らかの働きかけをする物質である。すなわち，薬も毒も生体に何らかの働きかけをする物質であるということは共通している。要は，これらの生体に何らかの働きかけをする物質を生体にいかに使うかによって，その物質は毒となったり薬となったりするわけである。すなわち，毒と薬にはその結果以外に差がないということになる。だから，逆にいえば，毒をうまく使えば薬となるし，薬と称されるものでも使い方を誤れば毒となるわけである。

　このように，毒と薬のちがいは使った結果による評価であり，まったく同じものが使い方で毒にも薬にもなるということを私は「薬毒同源」と称している。前述の界面活性剤のように消毒薬として安全にかつ便利に使われてきたものが，別の使い方（点滴に混入する）をされるとたちまち猛毒となるようなものはけっこう多いのである。

3.1.1　トリカブトと漢方処方用薬

　一般にトリカブトという植物は，全草にアコニチンなどの有毒アルカロイドが含まれる毒草という認識がある。しかしながら，世の中には，トリカブトの塊根を食べ，そこに居着く虫（タバコシバンムシ）も存在する。

　一方，トリカブトの塊茎は弱毒加工という工程を経たうえであるが，漢方においては附子または烏頭という名称で知られる重要な生薬でもある（図3.3）。

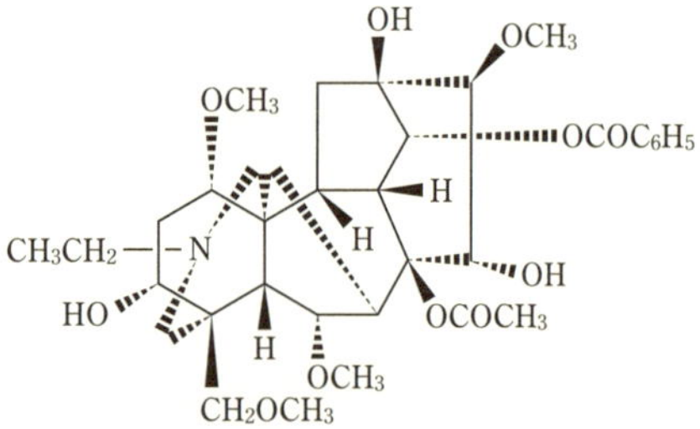

図3.3　アコニチン

3.1.2　ヒガンバナとアルツハイマー型認知症

　私たちはヒガンバナも代表的な毒草であるという認識をもっている。ヒガンバナには，リコリン，ガランタミン，クリニンなどの有毒アルカロイド類（ヒガンバナアルカロイドと総称）が含まれるが（図3.4），ヒガンバナアルカロイドのひとつであるガランタミンは2011年3月より，アルツハイマー型認知症の治療薬として応用されるようになった。

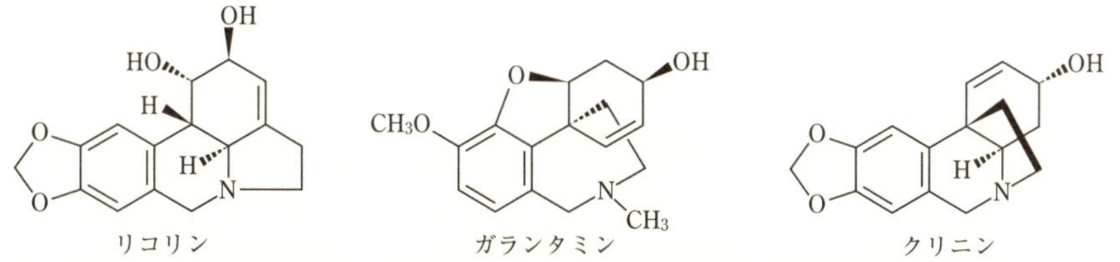

リコリン　　　　　　　　ガランタミン　　　　　　　　クリニン

図3.4　有毒アルカロイド類

3.1.3　アトロピンが得られる毒草と人類

　アトロピンが得られる植物には，いずれもナス科のマンドラゴラ（マンドレーク），ハシリドコロ，ベラドンナ，ヒヨス，シナヒヨス，エンゼルストランペット，チョウセンアサガオ，ケチョウセンアサガオ，アメリカチョウセンアサガオなどがある。少量のアトロピンには鎮痙作用があり，胃腸薬に配合されている。アトロピン含有植物としてわが国にはハシリドコロが知られている。ハシリドコロの名称は，この植物を口にすると「走りまわる」ことに由来する。「トコロ」とは根の意味である。アトロピンを大量に服用すると，記憶が飛ぶといわれている。医薬品としては種々の生薬がロート根として配合されているが，本来のロート根の基原植物はシナヒヨスである。

　なお，先に，ジャンヌ・ダルクが宗教裁判にかけられた際に，その裁判書類にマンドラゴラが出てくることを述べた（2.2節参照）が，その時代のあとの魔女伝説にはアトロピンを含む薬物による作用が関連するのではないかと思われるふしがある。アトロピンは大量であると前記のように向精神作用が出現するからである。アトロピン（図3.5）とコカイン

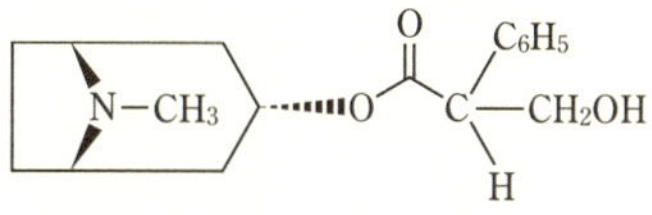

図3.5　アトロピン

（図2.3参照）の化学構造はよく似ていることや，アトロピンの化学構造の一部は神経伝達物質のアセチルコリン（**図3.6**）と重なることに注目すれば，これらの化合物の作用も類推されよう。江戸時代末期の華岡青洲は世界初の全身麻酔薬を開発したが，その主成分のひとつはチョウセンアサガオであったことが知られている。

$$(CH_3)_3\overset{+}{N}CH_2CH_2OCOCH_3$$

図3.6　アセチルコリン

3.1.4　ヒトを夢中にさせる酒・タバコ・茶・チョコレート

　お茶を日に5〜6杯飲む人は死亡の危険が小さくなるという研究結果がある。国立がん研究センターが9万人以上について19年間追跡調査したところ，1日に1杯の緑茶を飲む人の死ぬリスクを1.0とすると，1〜2杯飲む人は0.96，3〜4杯飲む人は0.88，5杯以上飲む人は0.87であるという。あまり大きな差が出ているとは思えないが，多くのサンプル調査なので意味があるのかもしれない。しかしこれは，お茶に延命作用があるというような結論となっているものの，1日にそれだけお茶を飲むことのできる人は，単に心に余裕のある人ということにもならないだろうか。このような実験結果を見るときにはその条件に気をつけることである。結局，ヒトを研究対象としてながめる場合，それぞれが同じ生活をしていないということに気をつけなければならないということになる。そのために例数を多くするのであるが，それだけでは解決できないファクターである。また，このような疫学的調査研究には，コレステロール多めの人のほうが長生きしていることや，体重多めの人のほうが長生きしているという現実もある。身長はごく普通に個性だとみなされるのに，なぜ体重は個性ではないのかなども気になるところである。

　世界各地の代表的な茶として，緑茶（紅茶やウーロン茶なども含む），コーヒー，ココアがあるが，これらの茶は，使われはじめた場所も時代も違えば，使う植物もそれぞれ異なるのに，すべてカフェイン系のアルカロイドを含んでいる。ヒトは本能的にカフェイン系のアルカロイドを楽しむことを知っているのだろうか。

　カフェインには若干の習慣性がある。よって，カフェインを含む飲料は繰り返し飲みたくなる性質があるのである。たとえば，コカコーラはまた飲みたくなる。アメリカ人のコーラの飲み方はすごい。話をしながら飲むのはもとより，事務をとりながら飲む，食事のときに飲む，はなはだしいのは，日本人にはとても考え

られないが，鮨を食べながらでもコーラを飲む人がいることである。

　なお，カフェイン関連のアルカロイドであるテオフィリンやテオブロミンには，それぞれ問題もある。テオフィリンやテオブロミンは脳に作用し，テオフィリンが小児に重い副作用をおよぼすことのあることが知られている。また，イヌはテオブロミンの代謝能力が劣っているために，テオブロミンを多く含むチョコレートを食べさせると中毒を起こすことがある。

3.1.5　笑気ガスと麻酔

　古くから，人々が薬物たとえば笑気ガスやヘリウムなどで遊ぶことはあった。ただし，安全と思われていたヘリウムガスでも事故が起きていることに注意したい。そして，その後麻酔に用いられることになった笑気ガスはかつてはパーティグッズのひとつだったことにも着目したい。

　笑気ガス（亜酸化窒素，N_2O）を吸った人がテーブルに思い切り足をぶつけたのにもかかわらず，まったく痛みを感じていないように見えたことを知った歯科医のH. ウェルズ（1815-1848）は，1844年にこの薬物を抜歯に応用しようとして失敗した。ウェルズのその後の死は自殺といわれる。これが世界初の麻酔の試みといわれるが，実はその40年前の1804年に華岡青洲による全身麻酔がなされていたことはすでに述べたとおりである。その後，1846年，W. T. モートン（1819-1869）によるエーテル麻酔を用いた抜歯がボストンで実施されて成功している。さらに1847年には，イギリスの医師シンプソン（1811-1870）がクロロホルムを無痛分娩に応用して成功した（船山信次：『カラー図解 毒の科学』，ナツメ社，p.222）。なお，コカインの局所麻酔作用が発見されたのは1884年のことで，日本でいえば明治17年のことである。私たちは現在，さまざまな麻酔薬の恩恵を受け，痛みから逃れたり，痛みのない歯科治療や外科手術ができるようになっている。

3.1.6　THCとムリサイド

　動物実験結果をそのままヒトに適用することが難しいことは十分に承知したうえでの話であるが，大麻の幻覚成分であるテトラヒドロカンナビノール（THC）には，ムリサイドという現象がある。「ムリ」とはネズミのことであり，「サイド」とは殺すという意味である。THCを投与した単独飼育のラットを，マウス

（ラットよりも小型のネズミ）と一緒のケージに入れると，ラットはマウスを食い殺してしまう。しかし，THCを投与したラットを単独でなく群れで飼育すると，むしろおとなしくなるというのである。モルヒネやコカインと異なり，大麻が大麻パーティという形で使われることの多いことや，大麻吸引はその吸引の環境などによりバッドトリップと呼ばれる良くない経験をすることなどは，THCの作用の特異な性質を暗示するものかもしれない。大麻の医療への応用を模索しようとしている方には，ぜひこのようなTHCの作用の特異な性質も知っておいていただきたい。

3.1.7　薬を服用しなかったがゆえの危険性

　2015年8月19日，医師のS.K.容疑者（53歳）は，てんかんの持病があるのにどうやら薬の服用をしないままに車を運転し，発作が引き起こす意識障害のために41歳の女性をはねて死亡させ，男女4人に重軽傷をおわせる事故を起こした。この件は，服用すべき薬の服用を怠ったために起きた事案といえよう。

3.2 ｜ 健康オタクとサプリメント

　世の中には「健康オタク」と呼べるほど健康によいということなら何でもし，健康のためなら死んでもよいとさえ思う人もいるらしい。ある歌手は口の中が血だらけになるまで歯磨きを徹底していたといい，また健康のために無理なランニングを続けて倒れてしまったという例もよく聞くところである。さらには，ダイエットのために食事を制限して栄養失調になったとか，糖質制限を唱えていた著名人がホテルで急死するという事件も起きた。

　健康は誰しも願うことであるが，健康になろうと思って，実は健康に悪いことをやってしまっていた例はあまたある。笑うに笑えない人間の所業といえようか。そのようななかで現在，サプリメントと称しているものを健康のために良かれと思って服用しつづけ，健康を害している例もある。自分が口にするものには十分に気をつけるべきである。

3.2.1　唐の歴代皇帝と水銀化合物

　いわゆる健康オタクは古代からいたようである。たとえば，ヒトはいったん権

力の座につくと，不老不死を願うようになるものらしい。秦の始皇帝（前259-210）は中国を最初に統一した人物としても知られるが，暴君としても知られる。しかし，世の中にはそのような暴君をもうまく手玉にとる人間も存在する。

　紀元前219年，始皇帝は徐福に不老不死の薬を探すことを命じた。命じられた徐福は，東の海上の仙人の島へ不死の薬をもとめに行くと称し，良家の少年少女数千人を伴い，五穀の種子と器物や道具箱をあつらえさせて旅立ち，そのまま帰らなかったという。この話は司馬遷（前145ごろ-86ごろ）による『史記』（前91ごろ）にある。そして，この東方海上の島というのが，日本であるかもしれないといわれている。実際，日本にはあちこちに徐福伝説がある。

　さて，始皇帝であるが，どうやら不死の目的で処方された水銀化合物による水銀中毒で早死にしたのではないかといわれる。なお，前述（2.1.5項）のように，中国の唐時代（618-907）の歴代皇帝20人中，少なくとも6人は当時，不老不死の妙薬として流行った水銀化合物を服用して早死にしている。おそらく，だんだんに水銀化合物は早死にを引き起こすことはわかってきたのであろうが，それでも服用が続けられてきたことに人間のどうしようもない業を感じる。

3.2.2　徳川家康と伊達政宗

　徳川家康（1542-1616）は，1607年に林羅山（道春，1583-1657）により，明（当時の中国）で出版されたばかりの『本草綱目』を献上される。この書物は，李時珍（1518-1593）により1578年に完成された1890余種の本草（薬草をはじめ薬物として用をなす動植物・鉱物の総称）について解説した52巻の大冊であるが，出版されたのは彼の死後の1596年である。林はこの書物を長崎で手に入れた。この『本草綱目』の到来は，その後の日本の本草学に実に大きな影響を与え，江戸時代の日本における本草学にひとつの方向性を与えたといっても過言ではなかろう。たとえばその後，貝原益軒（1630-1714）の『大和本草』（1708）や稲生若水（1655-1715）の『庶物類纂』（未完）などの多くの著作にも大きな影響を与えているのである。

　1638年には，三代将軍家光によって御薬園が開かれた。これが今の小石川植物園となる。のちの八代将軍吉宗は，ここに養生所を開設した。

　また，徳川家康とほぼ同時代に生きた仙台藩主，伊達政宗（1567-1636）も薬草木に興味を示していた。彼は，自分の腹具合が思わしくないときに，侍医の高

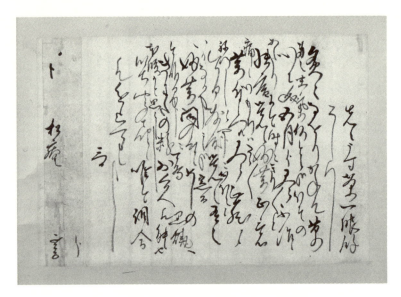

図3.7　伊達政宗書状（高屋松庵宛）（仙台市博物館蔵）

屋松庵（1600-1679）に「御飯粒の黒焼に黄柏（キハダの樹皮）を加えたものを
調合してほしい」と書いた手紙が残っている。その手紙の左半部に「妙薬」とか
「めしの黒焼」,「きわた（黄柏）の粉」,「調合」などの文字が読み取れる（図
3.7）。

3.2.3　ビタミンAの過剰摂取

　現在, サプリメントとして, ビタミン類のビタミンCやビタミンE, ビタミン
A（肝油などを含む）などがよく使われている。アメリカではカフェインなども
よく使われているようである。

　ビタミンには, 水溶性ビタミンと脂溶性ビタミンの2種類がある。このうち,
ビタミンB類やビタミンCのような水溶性ビタミンは多少取り過ぎても, 尿とし
て体外に排出されるものが多く, 体内に余分なビタミンが残らない。これに対し
て, 脂溶性のビタミンであるビタミンEやビタミンAは体内からの排泄が遅く,
過剰に摂取したものが体内の各組織に残留しがちである。そのため, とくに脂溶
性ビタミンには, 過剰摂取による有害作用があって危険もあることを承知してお
かなければならない。

　たとえば，ビタミンAはその前駆体のカロテンとしてニンジンにとくに多く含まれており，その含量は140mg/kgにも達する。牛乳における含量が0.2～0.3mg/kg，緑色マメにおける含量が5mg/kgであることから，ニンジンの含量の多さがわかるだろう。ところが，シロクマのレバーにおける含量は5400mg/kgであり，ニンジンのさらに40倍にも達する。イヌイットと呼ばれる人たち（かつてはエスキモーと呼ばれていた）はシロクマの内臓を食べるが，シロクマの内臓にはこのように大量のビタミンAが含まれることから，その摂取により，悪心，嘔吐，腹痛，頭痛，めまい，意識障害などの急性中毒症状が現われることがある。また慢性中毒症状としては，ビタミンAの沈着により皮膚が黄色くなったり，食欲不振，体重減少，不眠，興奮，めまい，四肢の長管骨の疼痛を伴う腫脹が見られる。さらに，妊婦のビタミンAの過剰摂取は，催奇形性があるため注意を要する。ビタミンAは胎盤を通過して胎児に移行し，顔，耳，目，指の奇形を起こす危険性がある。

　からだによいと信じてあるものを服用しつづける行為は，一度ふと立ち止まって安全を確かめるべきであろう。さらに，自身の健康のことを自分で考えることはけっして悪いことではないが，本来は医療機関にたよるべき状況なのに，怪しげな健康食品にたよって正規の治療の時期を逃してしまったりすることはとてもまずい。気をつけなければならないところである。

3.2.4　これからの毒や薬との付き合い

　以上述べてきたように，蛇蝎のごとく嫌われる「毒」であっても薬としての応用ができるものがあり，そして，何の気なしに使っている身近なものにも実は使い方を誤ると毒と称される働きをする代物になるものがこの世界にはたくさんある。私たちは常にこれらの多くの「毒」に囲まれて生きているが，人間には知恵があるから，これらの「毒」をときにはうまく避け，またときにはうまく利用して生き延びてきたし，今後とも毒とともに生きていかなければならない宿命を背負っているといってよいだろう。この状況下，私たちは改めて，「薬毒同源」という言葉や，寺田寅彦（1878-1935）が最晩年に語った「ものをこわがらな過ぎたり，こわがり過ぎたりするのはやさしいが，正当にこわがることはなかなかむつかしい」（小宮豊隆編，寺田寅彦随筆集第五巻，岩波書店，pp. 254-260，1948年，「小爆発二件」より）という言葉を噛み締めたいと思う。

　もうひとつは，わが国における薬の専門家は誰なのか，ということをよく考えてほしいということである。かつて漢方医療がもっぱら行なわれていた日本では，「医師＝薬を扱う専門家」であったが，今は薬の性格も医療もまったく変わってきている。医薬品の多くは化学合成薬となり，専門的な有機化学を学んだ者でなければその本質を理解することはできない。西欧では早くから医業と薬業は分離され，医師は薬業に関与しないことになっている。ところが，わが国では長い漢方医療の伝統のためか，薬は医師から"もらう"という意識がある。この考えからただちに脱却してもらいたい。そして，処方は医師の仕事である一方，薬の供給は薬剤師の専門的な仕事であることも認知してほしいものと思う。それぞれの薬の化学構造や来歴はもちろんのこと，薬の薬理作用や副作用についても薬剤師は詳しく学んでいる。そして，何らかの副作用や不具合などが生じた際には薬剤師がその情報を厚生労働大臣に報告することになっているのである。このような仕事を「育薬」といい，今使われている医薬品をさらによいものに育てていく活動である。しかしながら，このようなことがらを一般の方々はほとんどご存じないのはまことに残念なことである。

3.3 ┃ ダイエットの呪縛

　ダイエットが大流行である。しかも，あたかも太っていることは犯罪とでもいうのではないか，というほどの勢いである。しかし，女性に関していえば，主観かもしれないが，あまりにもガリガリに痩せている女性には一般に魅力がないものである。たとえば，世にデブフェチというのはいるが，ガリフェチというのはいないと思う。ダイエットに関しては，まるで「ダイエットの呪縛」とでもいうべきものがあるようにさえ思える。

　そこで陥るのが「薬を服用して体重を落とす」という罠である。一般に，覚醒剤系の薬物を服用すると体重が激減する。それは覿面であり，わが国で覚醒剤のひとつとして規制されているアンフェタミンは，アメリカにおいては太り過ぎの人の体重を落とす薬物として使用されている。いわばダイエット薬である。しかし，アメリカにおける太り過ぎというのは，わが国では想像を絶する体型である。そういう体型の人が相当数おり，この人たちには体重を強制的にでも落とさないと大変なことになりそうであるということは容易に推定がつく。

ただし，アンフェタミンのような覚醒剤服用による体重減少は，けっして健康的な痩せ方ではない。病的な肥満体型を通常域近くに戻すことには有効かもしれないが，少々太り気味のような人の体重をさらに減らすことに使うのが適当とはまったく思えない。少々ふくよかな人のダイエットのために，覚醒剤系の薬物を服薬することはまったく薦められない。

3.3.1　中国から輸入された偽漢方薬

2002年に中国から痩身効果のある「漢方薬」というふれこみで，「纖之素膠囊」や，「御芝堂減肥膠囊」，「茶素減肥」などという名称の「漢方薬」と称する代物が日本に入り込み，これらを服用した人に肝障害が起きた事例があった。そして，これらの成分分析が行なわれた結果，そのいずれからも3%という高濃度で，基本的な骨格が覚醒剤と同じである *N*-ニトロソフェンフルラミンが検出されたのである（厚生労働省医薬局麻薬対策課発表，2002年7月）。*N*-ニトロソフェンフルラミンは，分子中にフッ素を含む化合物であり，生薬の成分として含まれる可能性のまったくない化合物である。そして，その化学構造の基本的な部分の形（基本骨格）は覚醒剤（図2.16参照）と同じである（**図3.8**）。

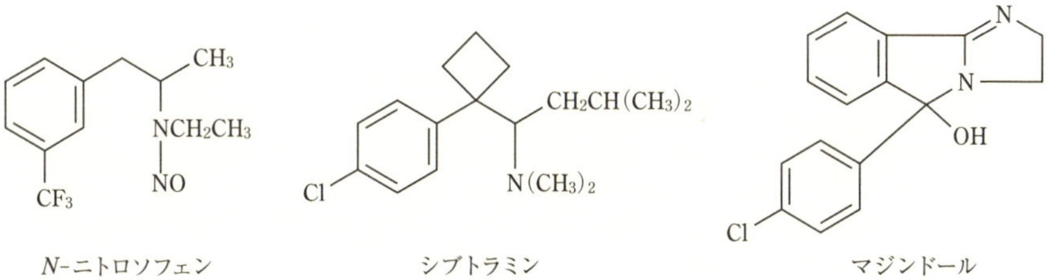

N-ニトロソフェンフルラミン　　シブトラミン　　マジンドール

図 3.8　「やせ薬」主成分の化学構造

一方，やはり中国からやせ薬として入ってきた，「天天素」や「天天素清脂膠囊」と称されるものがあり，これらの服用との因果関係が疑われる入院治療を受けた事例や死亡事例が2005年5月に発生している。これらの「やせ薬」からは，やはり明らかに生薬成分ではないシブトラミンやマジンドールが検出された（図3.8）。シブトラミンは，アメリカで肥満症治療剤とされるが，日本では医薬とし

て承認されておらず，*N*-ニトロソフェンフルラミンと同様，覚醒剤と同じ基本骨格を有する化学合成された化合物である。また，マジンドールも化学合成された食欲抑制剤である。マジンドールは，わが国では「麻薬及び向精神薬取締法」において，向精神薬として規制されている。漢方薬と称してこれらの化学合成剤を服用させていたわけであるが，これらの薬物を服用してもけっして健康的に痩身できるわけではない。

　これらの「偽漢方薬」は，ごまかし方や製法が，後述の危険ドラッグとたいへんに似ている。これらの偽漢方薬も，植物片に化学合成薬をしみ込ませたものであったからである。いわゆるわが国の国民の漢方薬に対する信頼性を逆手にとった，実に悪質な手法であると思う。このようにして，だんだんと偽漢方薬と合成大麻の思想が合体していったようにも思われる。

　なお，上述のマジンドール（商品名：サノレックス，ノバルティスファーマ）を横流しするという愚挙をした医師がいて，2015年10月に麻薬及び向精神薬取締法の営利目的譲渡の疑いで逮捕された。この医師（M.S.；当時57歳）は，中国人らに，あわせてその18000錠，約400万円分を不正に販売したという（讀賣新聞，2015年10月26日付）。

3.3.2　ちまたの情報はよく確認すること

　医薬品で身体をコントロールすることはよくよく必要なときに限るべきである。薬を使用するということは，もしかしたら望まない副作用が出るかもしれないが，現在たいへん困っている症状を何とかしたいというときに使用すべきなのである。たかが美容のためにいたずらに薬で食欲を抑えたり，体重を減らしたりしようと考えるのは，少々異常といわざるをえない。

　コレステロール値が高い人に，メバロチンなどがよく使われているようであるが，コレステロール値は低いほどよいのだろうか。体内のコレステロールの総量は80gほどあるといわれる。また必要となれば，肝臓でつくり出される。とすれば，食べ物から少々のコレステロールを体内に入れたとしても，そんなに影響はないと考えられるがいかがであろうか。コレステロールは体内に大量に存在しており，その食物としての摂取がからだに悪いといわれていたことも近年は否定的である。

　ちまたに頻繁に流布される健康情報のなかには重要なものもあろうが，あまり

そのような情報に軽々と流されるのもいかがなものかと思う。たとえば，かつてはバターよりもマーガリンのほうがからだによいといわれていたが，近年は評価ががらりと変わっていることはご存知のとおりである。

3.3.3 タバコとニコチン

一方で，確実に身体に悪いと思われるものもある。ニコチンはタバコの主成分となるアルカロイドであるが，毒性がけっこう強く，マウスに対するLD_{50}値は静脈投与で 0.3 mg/kg，腹腔内投与で 95 mg/kg，そして経口投与で 230 mg/kg である。その値から判断すれば，毒薬あるいは劇薬に該当し，かなり危険な薬物であるともいえよう。とくに静脈投与による毒性の高いことには注目される。

なお，禁煙外来での治療薬の危険性も指摘されるようになった。そのためか，一時とてもさかんに宣伝されていた「お医者さんと禁煙しよう」というコマーシャルを最近見かけなくなってしまった。禁煙は薬にたよるよりも意志によるべきかと考える。ちなみに，著者も喫煙の習慣をだいぶ前に自力でやめた一人である。今後，喫煙者はさらに不自由な日常を強いられることは確実であろう。可能な方には，今すぐの禁煙を提唱したい。

3.3.4 ダイエットの害：糖摂取をやめることを推奨した人が急死

2016年2月6日，数々の糖質制限ダイエットの本を執筆し，「糖質制限ダイエット」を提唱していたジャーナリストの桐山秀樹氏（61歳）がホテルで心筋梗塞のため急死した。このこともあり，このダイエット法は一時たいへん流行したのであるが，実は危険なのではないかという批判も出ている。

糖質制限食をめぐっては，日本糖尿病学会が2013年3月，「糖尿病における食事療法の現状と課題」として，「総エネルギー摂取量を制限せずに炭水化物のみを極端に制限して減量を図ることは，その本来の効果のみならず，長期的な食事療法としての遵守性や安全性などの重要な点についてこれを担保するエビデンス（科学的根拠；船山注）が不足している」と指摘し，「現時点では勧められない」とする提言を公表している。

3.4 ｜ 薬物の代謝と解毒

　薬物は，私たちの身体に何らかの影響を与えるものである。よって，その役割
を終えたら，薬物は速やかにその作用のないものに変えられ，体外に排出されな
ければならない。そのために必要なのが，薬物の解毒と代謝である。

　インスリン投与が必要な人にとっては，インスリンを投与しないことが危険行
為である。また，必要以上の大量投与をしてしまうことも危険行為である。この
方法で殺人が起きたことがある。インスリンは私たちの体内にも存在し，しかも
存在することが必要な化合物であるが，実は危険な薬物でもある。その人為的な
大量投与は，殺人をおかせるほどの毒性があるといってもよい。

3.4.1 アドレナリンとエピネフリン

　アドレナリンの発見者は高峰譲吉（1854-1922）らである。当初は高峰らはア
ドレナリンの発見者としての地位は認められず，アドレナリンの名称も使えず，
アドレナリンではなくエピネフリンと呼ばなければならなかったが，後に実際の
研究者である上中敬三（1876-1960）の実験ノートが発見され，高峰らの先行性
が認められ，エピネフリンはアドレナリンと改称された。

　すなわち，高峰は1901年にアドレナリンという名称を付けていたのであるが，
彼の業績はアメリカにおいてしばらく認められず，このホルモンの発見者はエー
ベル（John J. Abel, 1857-1938）であり，1899年に彼が命名したエピネフリン
という名称を使うべきであるとされていたのである。しかし，実はエーベルが得
たものは別物であり，結局は高峰らが純粋結晶化したことが再評価され，わが国
でも2006年に公布された『第十五改正日本薬局方』からは，エピネフリンに代
わりアドレナリンが正式名称となった。ちなみに欧州薬局方においては，それ以
前からアドレナリンの名称を使用している。

　アドレナリンの化学構造は，エフェドリンとよく似ている。ということは，覚
醒剤の化学構造にも似ているということである。上中は長井長義の下でエフェド
リンの研究に従事したことがあるので，その経験はアドレナリンの研究にも大い
に役立ったことであろう。なお余談になるかもしれないが，長井長義の孫と上中
の娘が結婚している。

　アドレナリンは現在でもよく使用される薬剤である。2017年5月20日，秋田で，救急車にアドレナリンを積み忘れ，その投与が早期に行なわれず，救急搬送した患者が死亡するという事件が起きた。この事例では，アドレナリンの早期投与の遅れが必ずしも患者の死亡にかかわらなかったの

図3.9　アドレナリン

ではないかとされたが，発見から100年以上の時を経た現代でも重要な医薬品となっていることを再認識させられる事件であった。

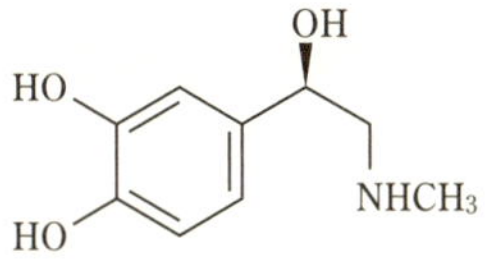

　アドレナリンやノルアドレナリンなどは，私たちの体内で私たちの動きをコントロールしている化合物である。そして，これらに類似した化合物（覚醒剤やMDMAなど）を体内に入れてしまうという行為が，いわゆる規制薬物の服用なのである。この場合，私たちは，それらの薬物にコントロールされてしまう可能性があるということを理解しておかなければならない。

3.4.2　解毒剤

　お酒の成分のアルコールは，一般に体内で代謝されて，アセトアルデヒドから酢酸となり，体内で使われたり体外に排出されたりする。ただし，下戸と称される人は，このアセトアルデヒドを酢酸に変える酵素を欠いている。そのために，アセトアルデヒドの毒性によって，ひどい頭痛，嘔吐，動悸などの症状が起きるのである。このように，アルコールについてはその代謝過程や代謝産物についてかなり知られているが，多くの薬物についてはあまりよく知られていないものが多いし，その解毒剤は通常，存在しない。考えてみれば，アルコールに対する効果的な解毒剤すらないのが実情である。

　アルコールの例からも類推されるように，ある毒物を摂取してしまった場合，その解毒剤があるというのはむしろ例外的であり，一般には「ある毒に対してはこの解毒剤」といったような図式はないと思ったほうがよい。ただ，サリンやVXのような有機リン系の神経毒の中毒には，PAM（プラリドキシムヨウ化メチル；2-pyridine aldoxime methiodide）という有用な解毒剤が考案され応用されている（図3.10）。また，アトロピンも解毒剤のひとつ

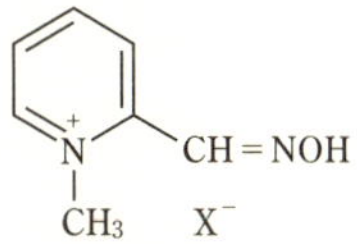

図3.10　PAM（X＝Cl，I など）

とされているが，アトロピンそのものも毒性の高い薬物である。

　なお，近年，覚醒剤にかかわる事件が相次ぎ，ときたま覚醒剤をからだに入れてしまった人の間で「覚醒剤を抜く」といった表現を聞くことがあった。覚醒剤を体内に入れてしまった場合，この覚醒剤が体内ですでに何らかの不可逆的な災いを引き起こしてしまっていることは十分に考えられることである。よって，たとえ覚醒剤を抜くことができたとしても手遅れかもしれない。アルコールすら身体に（大脳にも）何らかの不可逆的な悪さをしている可能性があるといわれる。覚醒剤がどんな悪さをしているのかを心しなければならないと思う。

3.4.3　BBBと胎盤

　人体のなかでも特に重要な部位には，毒を通さないしくみが存在する。脳に関しては「血液・脳関門」（Blood-Brain-Barrier；BBB）という障壁（バリア）があって，いろいろな化合物が簡単には脳内に侵入できないしかけになっている。しかし，覚醒剤やコカイン，モルヒネのような向精神薬や，エタノール，シンナー，メチル水銀などは，この血液・脳関門を通過してしまうので，脳に対する種々の働きかけをするのである。

　胎盤もバリアのひとつである。有害な化合物を極力通さないようにできているが，不幸にもサリドマイドやメチル水銀，PCBなどはこのバリアを通過してしまうため，胎児に異常をきたす事態を引き起こす。

3.4.4　脳内神経伝達物質と薬物

　モルヒネやリタリン，覚醒剤など，脳に作用する規制薬物の多くは，脳内の神経伝達物質の化学構造と似ている。ヒトはこれらの薬物のつくり出す人工快楽にとらわれてしまうのである。これに対して私たちには「脳内麻薬」と称されるものがあり，ランナーズハイなどはまさに走ることによって脳内麻薬が出ているということになろう。また，サディズムやマゾヒズムなどの性行為の倒錯も，おそらく脳内麻薬の分泌に関与しているのではないかと思われる。

　GABAは脳内の抑制性の伝達物質であり，脳内でグルタミン酸の脱炭酸によって生成する。この脱炭酸反応にかかわる酵素の補酵素としてビタミンB_6がある。このビタミンB_6に似た化学構造をしているのが，ギンナンに含まれる有毒物質であるギンコトキシンである。グルタミン酸脱炭酸酵素がはたらくにはピリドキ

シンの助けが必要であるが，ギンナンに含まれるギンコトキシン（8-*O*-メチルピリドキシン）はその活性を阻害する。すなわち，ギンコトキシンが補酵素ビタミンB6の代わりに入り込んで，グルタミン酸の脱炭酸を阻害するため，脳内のGABAの量が減少するのである（**図3.11**）。

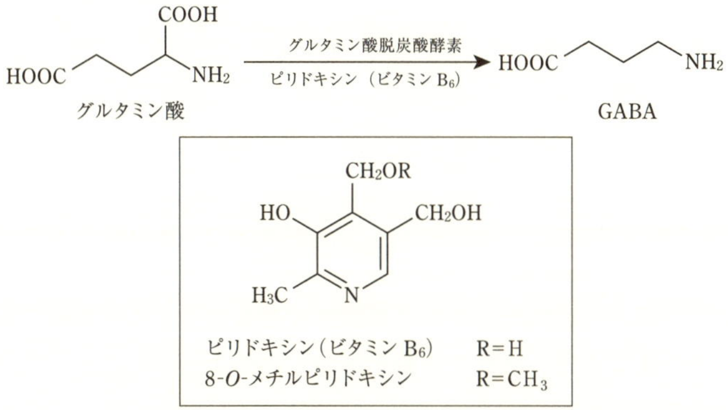

COOH
HOOC
NH2
グルタミン酸
グルタミン酸脱炭酸酵素
ピリドキシン（ビタミンB6）
HOOC
NH2
GABA
CH2OR
HO
CH2OH
H3C
N
ピリドキシン（ビタミンB6）　R=H
8-O-メチルピリドキシン　R=CH3

図3.11　ギンナンを大量に食べて中毒を起こす機構

なお，ドクウツギの種子に含まれる有毒物質であるコリアミルチンやツチンもGABAに関連するといわれている（**図3.12**）。

O
O
R
OH
O
O

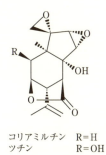

コリアミルチン　R=H
ツチン　R=OH

図3.12　コリアミルチンとツチン

第 **4** 章
医薬品の開発・製造から
流通まで

――薬の開発とその使い方の難しさ――

　医薬品は，何らかの作用を有する「薬物」であるとともに，商品でもあるという特殊な「もの」である。そして，医薬品は，人々が必要なときに必要な量が供給されるものでなくてはならない。

　かつての漢方医学の時代には，医薬品という商品は存在せず，薬は医師の治療と不可分のものであった。だから，漢方医療の歴史の長かったわが国ではいまだに「薬は医者からもらう」などといった表現をしてしまいがちである。しかし，現代の西洋医学における医薬品の立場はまったく異なる。

　現在，新しい医薬品の開発はたいへんに難しい。新薬の候補となる化合物から新薬となるものは稀である。その第一の難点は，ヒトを対象とする医薬品を開発するという目的がありながら，候補となる薬物をヒトに試すことはたいへん慎重になる必要があるためである。よって，ある新薬がヒトに適用されるまでには，実験動物を用いたいくつもの関門を設けているし，またそうする必要がある。さらには，ある薬物がある特定の作用だけを示すことはまずありえず，副作用と呼ばれる種々の好ましくない作用のともなうことも多いことも難点のひとつである。

　しかし，かつてこれらのすべての関門をまったく無視して，薬物のヒトへの作用を調べた集団があった。それが，かの第二次世界大戦中のわが国の731部隊である。大戦後にアメリカがその情報を欲しがったのも無理はない。また最近，本来はこのように非常に慎重に適用すべき新しい薬物を，勝手に自分のからだを犠牲にして「試験」を行なっているのが，危険ドラッグの使用である。危険ドラッグは，こうした意味でとても特殊な世界でもあるともいえるだろう。

4.1 | 医薬品と薬屋さんの種類

　医薬品には，いわゆる「OTC（over the counter）薬」ともいわれる薬局や薬店などで処方箋なしで自由に購入できる薬と，医師の診断を受けて処方箋を発行してもらい薬剤師に調剤してもらう「処方薬」とがある。

　OTC薬の使用は，いわゆるセルフメディケーションといわれるものになる。処方薬については，医師がその医薬品を用いた経過について，患者の身体をモニターしていくという前提がある。一方，医薬品は，こうした区別以外に，多くの種類が存在することの一端も知っておいていただきたい。ここでは，医薬品の種類と，いわゆる「薬屋」と称される業種の種類とそのちがいについて述べる。

4.1.1　医薬品というもの

　医薬品は，使い方をまちがうと毒になる。薬局などでかなり気軽に手に入れて使われる医薬品も，場合によっては重篤な副作用が現われる可能性がある。

　古くから医薬品は誰が扱っても不正になりやすいといわれる。よって，医薬品は薬局などの正当なルートで手に入れるべきものであり，いかがわしい筋の薬物には手を出さないことである。

　わが国では，江戸時代までの医療はいわゆる漢方医学が主流であった。そのためもあってか，わが国ではいまだに薬を扱うのは，そして薬について最も詳しいのは医師であるという誤解がある。

　現代における医薬品は漢方医療の時代とはまったく異なる代物であり，ヒトに対してシャープな作用をもつものが多い。このことは，薬の効き目が確実になってきたということでもあるが，薬というものはかなり特殊な商品であるから，その扱いには専門家が介在する必要がある。そこで必要なのが，薬剤師という存在である。

4.1.2　民間薬と漢方薬

　この際にはっきりさせておきたいことがある。それは，よく混同されるので気になっていることであるが，「民間薬」と「漢方薬」はまったく異なるものであるということである。実によく混同されているので，この際，はっきりとさせて

おこうと思う。よく「うちの祖母は漢方薬が好きで，ゲンノショウコやセンブリ
を飲んでいる」などと聞くが，ゲンノショウコは漢方薬ではないし，またセンブ
リも漢方薬ではない。これらの生薬は漢方処方には使われず，長い間，わが国の
民間薬として使われつづけてきた。ただ，その作用が顕著であることから，今で
は日本薬局方に収載されている。

　このように民間薬は通常，単味（1つの生薬のみ）として服用することが多い。
一方，漢方薬というのは，たとえば黄蓮解毒湯のように複数の生薬を組み合わせ
たものである。そして，これらの漢方薬は，漢方医の診断によって服用するもの
が決められる。漢方医が診断するときには「証」という言葉を使い，たとえば
「これは黄蓮解毒湯の証です」のように言う。ただし，漢方薬においても，例外
的に生薬を単味で使う場合もあり，たとえば「独参湯」（薬用人参を単味で使う）
などはその例である。

4.1.3　OTCとスイッチOTC

　すでに説明したように，OTCとは"over the counter"の略で，医師の処方箋
なしでカウンター越しに入手できる，という意味である。近年，「スイッチ
OTC」という言葉がよく聞かれるようになった。これは，それまでは処方箋に
よって調剤されていたものが，処方箋なしで入手できるようになった，というこ
とである。

　その背景には，健康保険による医療費が膨大となっており，その予算を削減し
たいことと，国民のセルフメディケーションを促進するということなどがある。
2017年1月13日，厚労省サイトにセルフメディケーション税制（医療費控除の特
例）が発表され，2017年1月1日以降にスイッチOTCを入手した場合，その購
入費用について1万2千円を超える部分については所得控除が受けられるという
ものである。そこには，83のスイッチOTC医薬品有効成分のリストがあげられ
ている。

　スイッチOTC薬としてよく知られているものに，ロキソニンがある。ロキソ
ニンは，第一三共が開発した非ステロイド性消炎鎮痛剤であり，1986年に承認
を取得し発売された。2011年からは，いわゆるスイッチOTCとなった医薬品で
ある。

　ロキソニンの有効性は確かであるが，しかしながら近年，重篤な副作用も見い

だされている。2016年3月22日，ロキソプロフェンナトリウム水和物（ロキソニン）の使用上の注意について，厚労省が重大な副作用の項目に「小腸・大腸の狭窄・閉塞」を追記するように改訂指示を出した。

4.1.4 セルフメディケーションとOTC薬の活用

ホメオスタシスといって，私たちの身体は，ある程度の不都合が起きても自身で最適の状態に戻す能力を有する。だから，多少の体調の不良があっても，特に治療をしなくても元の健康体に戻るのである。そして，たとえば虫さされのように，その原因と治療法の明らかな場合は，アナフィラキシーショックのような心配がないかぎり，そのたびに医師の診察を必要とするものではあるまい。痒みなどの若干の不快な症状があっても，薬局でいわゆるOTC薬としてもとめた薬でその症状を抑えることにより，たいていは事なきを得る。

WHO（世界保健機関）によれば，このような自己治療を示すセルフメディケーションとは，「自分の健康に責任をもち，軽度な身体の不調は自分で手当をすること」とされている。そのために何らかの医薬品が必要な場合には，薬局で薬剤師のアドバイスを受けながら医薬品を選ぶことになる。ちょっとした痒みを何とか改善したいと思った場合，その薬のないことを考えたら，薬のありがたさが実感できる。

4.1.5 いわゆる薬屋さんの分類と扱う薬の分類

私たちはまとめて「薬屋さん」といっているが，実は薬を扱う形態は大きく，「薬局」と「医薬品販売業」とに分けられる。薬局には薬剤師がいて，患者の求めに応じて処方箋調剤を行なえるが，一方の医薬品販売業は調剤を行なえない。そして，医薬品販売業はさらに，店舗販売業，配置薬販売業，販売卸売業の3つに分けられる。この分け方は2009年（平成21年）施行の改正薬事法（当時。現在は薬機法）によるものである。それまでは，医薬品を扱うのは，薬局，一般販売業，薬種商，特例販売業，配置薬販売業の5形態であった。

一方，医師による処方箋の交付を必要とせずに手に入れられる医薬品を「一般用医薬品」というが，一般用医薬品は第一類から第三類に分けられる。薬剤師はこれらすべてを扱うことができるが，登録販売者は第二類および第三類医薬品のみ扱うことができる。それぞれの医薬品のちがいは，リスク区分により次のよう

になっている。

　第一類医薬品とは，その副作用などにより日常生活に支障をきたす程度の健康被害が生ずる恐れがある医薬品のうち，特に注意が必要なものや，新規の医薬品をいう。スイッチOTCやダイレクトOTCの大部分が該当する。

　第一類医薬品を販売できるのは，薬剤師の常駐する店舗販売業や薬局のみである。薬剤師が，情報提供を購入者に積極的に説明する義務がある。そのため，すべての製品において，広告では「この医薬品は，薬剤師から説明を受け，使用上の注意をよく読んでお使いください」と表示される。このため，店舗販売業において薬剤師が不在になった場合は販売できない。なお，薬局では薬剤師が不在となった場合は，店舗自体を閉める必要がある。

　第一類医薬品は，薬剤師による情報提供が必要であり，購入者から情報提供不要の申し出があった場合においても，薬剤師が必要と判断した場合には，積極的に情報提供を行なわせる必要があること。また，薬剤師以外の者が情報提供を行なうことがないよう，登録販売者または一般従事者から薬剤師への伝達の体制およびその方法を手順書に記載することが望ましいこととされている。なお，法第36条の10第6項で，医薬品を購入し，または譲り受ける者から説明を要しない旨の意思の表明があった場合には適用しない。店舗における登録販売者および一般従事者による販売・授与は，薬剤師の管理・指導の下で可能とされている。

　なお，2014年の薬事法ならびに薬剤師法の一部を改正する法律の施行に伴い，第一類医薬品として販売されていた医薬品のうち，スイッチOTC化してからまもなく，一般用としてのリスクが確定していない品目や劇薬指定の品目については，改正に伴って新設された要指導医薬品へ移行となった。要指導医薬品に指定された医薬品については，原則3年で一般用医薬品（第一類医薬品）に移行させることになっている。要指導医薬品は書面による当該医薬品に関する説明を行なうことが原則とされているため，インターネットなどでの販売はできない。

　一方，第二類医薬品とは，第一類医薬品以外で，その副作用などにより日常生活に支障をきたす程度の健康被害が生ずる恐れがある医薬品である。特に注意を要する成分を含むものを「指定第二類医薬品」とし，広告においては一部を除き，「薬剤師・登録販売者に相談の上，使用上の注意をよく読んでお使いください」と表示される。現在，大半の一般用医薬品が第二類であり，薬剤師または登録販売者が常駐する店舗のみで販売できる。極力，購入者へ説明が求められるが，医

薬品を購入し，または譲り受ける者から説明を要しない旨の意思の表明があった場合には適用しない。店舗における一般従事者による販売・授与は，薬剤師または登録販売者の管理・指導の下で可能となった。

さらに，第三類医薬品とは，第一類および第二類医薬品以外の医薬品で，販売にあたっては第二類医薬品と同様の規制を受けるが，購入者から直接希望がないかぎりは商品説明に際して法的規制を受けない。なお，店舗における一般従事者による販売・授与は，薬剤師または登録販売者の管理・指導の下で可能となった。

実は，私ですらこの第一類から第三類医薬品の分類はよくわからない。しかも，「薬剤師に相談」はわかるが，特に医薬品についてきちんとした系統立った教育を受けていない「登録販売者」に何を相談できるのであろうかと疑問に思う。また，薬のインターネット販売が容認されるようになったが，このことは医薬品の性格をまったく変えてしまうことになりかねない。すなわち，医薬品とは単なる商品ではなく，からだに何らかの変化を与える性格のある特殊な商品であるはずなのに，単なる商取引の対象と変えてしまいかねないことである。本来，医薬品は薬剤師という専門家が必ず介在して，対面によって必要とする人の手に渡るべきもの（特殊な商品）であった。この原則が，登録販売者という新しい職種の発現によって崩され，さらにインターネット販売容認によって崩壊されつつある。困ったものであると思っている。

なお，以上の第一類から第三類医薬品のほか，「医薬部外品」と称されるものもある。医薬部外品とは，特に副作用などのリスクに問題がないものとされ，広義において一般用医薬品には含まれていない。販売については特に制限はなく，販売者においても特に薬剤師・登録販売者などの免許・資格の有無は問われず，誰でも販売することができるため，コンビニエンスストアや生活量販店，スーパーマーケットなどでも広く販売されている。これらのなかには，リポビタンDやヴィックスドロップなど医薬品からのグレードダウンによる医薬部外品のほか，医薬品に準じるものとして初めから医薬部外品として上市されているものもある。また，ヘアカラーなど明らかに医薬品とは無関係な品目にも医薬部外品が存在する。厚生労働省の医薬品等安全対策部会によると，便宜上は「第四類」と定義されているという。

4.2 | 医薬品の開発と製造

　ヒトの身体を健康な状態に戻すために使用されるものが医薬品である。よって，たとえば，ある病気に効果のある医薬品を創製しようということになる。医薬品の開発のためには，その種（シーズ）となるものが必要である。シーズとしては，天然の動植物や鉱物，そして化学合成品がまず頭に浮かぶと思うが，今日，医薬品のシーズとして微生物の生産する化学物質である抗生物質は，たいへんにすぐれたところがあると思う。

　この本の著者のように天然物化学を専攻する者は，動植物（とはいえ主に植物が多い）の化学成分を研究対象とする者と，微生物由来成分すなわち抗生物質を研究対象とする者に分かれ，双方の研究に従事する者は珍しい。著者はその珍しい例である。そのため，植物成分のかなり整然とした化合物群のことも知っているし，微生物由来成分の自由奔放な化学構造式をもった化合物群のことも知った。一方，微生物由来成分にはシャープな生物活性を有するものが多く，この性質は医薬品のシーズとして実に有用であると実感している。

4.2.1 　医薬品の開発

　読者の皆さんにはぜひ医薬品の開発がいかに大変なことかを知っていただきたい。そして，薬を開発する方々にも念を押しておきたいことがある。それは，薬を開発しているという考えからふと立ち止まり，生物活性を有する化合物の生物活性のうち，ヒトの役に立つ部分を利用させていただいているだけと考えてみることである。

　新薬が世に出るまでにはたいへんに慎重な過程がとられる。まずは，徹底的な動物実験により安全性と効果の確認された薬物は，その後，ヒトに対する作用が試されるわけであるが，最初はフェーズⅠとして，少数の健康な男性ボランティアに投与して，その候補物質の有害性や吸収・代謝・排泄などを調べることになる。好ましくない性質の露見されたものはここではじかれ，医薬品候補からはずされてしまう。一方，もし，この段階をパスすれば，実際にその薬物を必要としている少数の患者に使われる。これがフェーズⅡである。この段階で有用性が認められれば，次にさらに多くの患者に使われることになる。これがいわゆるフェ

ーズⅢといわれる段階で，ここでお墨付きとなれば医薬品として実際に使われることになる。フェーズⅡやⅢにおいては，一般にその領域でよく使用されている医薬品がプラセボとして使われ，いわゆる二重盲検法といわれる方法により，プラセボとの比較によってその有用性が審査される。二重盲検法の実施にあたっては，医師も患者も被試験薬かプラセボかのどちらを与えられているかを知らないのであるが，通常は病院においては薬剤部長などの立場にある薬剤師がこれらの薬物のコントロールにあたっている。海外では認可され使用されている医薬品でも，わが国での承認を得るためには，このフェーズⅠ〜Ⅲの試験過程が必要となる。

　このような経過を経て誕生した薬は，実際に使われるようになってからも絶えずその不都合な点は観察・報告の対象となり，何らかの副作用などが患者側から示された場合，薬剤師はその段を報告することになっている。

4.2.2　ドラッグリポジショニング

　医薬品候補化合物のなかで，医薬品になる割合は約3万分の1といわれる（もっと正確には30591分の1で，2012年の日本製薬工業協会の情報による）。すなわち，0.003％である。そして，世に出るまでには9〜17年もの年月が必要であるという。

　近ごろは「ドラッグリポジショニング」といって，すでに知られている薬物が別の病気にも効果のある場合のあることが知られる場合もある。たとえば，解熱鎮痛剤であるアスピリンには種々の効果のあることが知られているが，近年では大腸がんや大腸ポリープにも一定の効果のあることが見いだされている。このような例として，他にサリドマイドがある。

　バイアグラは，もともとは血管拡張薬として開発された医薬品である。したがって，たとえば同じ血管拡張薬であるニトログリセリンとの併用は危ない。2016年，韓国のパク・クネ大統領が，親友といわれる女性などとも密接かつ不適切な関係があり，種々の事柄が暴露されることになった。その捜査のなかで大統領府が大量のバイアグラを購入していたことも報道され，著者のところにも取材があった。大統領府のほうでは大統領がアフリカの高地を訪れる際に使う目的であったと釈明していた。結局，実際の購入目的はうやむやとなったものの，一般に微妙な目的に使う薬であるから興味をそそったものであろうか。

　なお，バイアグラと同様の目的，すなわちもっぱらED（勃起不全）に対して用いられる薬物に，植物アルカロイドの一種であるヨヒンビンがある。しかしながら，その効果の現われる服用量は副作用の出る量になるというから，その副作用によって命にかかわった事例もあったのではないかと思われる。ただ，事が事だけに，なかなか表沙汰にはなりにくいのだろうとは想像できよう。

　現在，植物由来の新薬の開発はなかなか難しい状況にあるが，これまでに発見された植物由来成分のうち，豊富に得られる化合物についてはその有用性についてもっとよく調べる必要があるのではないかと思っている。かつて，植物から豊富に得られるフラボノイド類のケルセチン（**図4.1**）が，種々の生物活性を有するとのことで話題になったことがあった。ベルベリンやモルヒネ，エフェドリンなどの大量に得られるアルカロイド類，ウルソール酸（**図4.2**）やコウジ酸なども，もっと調べられてもいいのではないかと思う。

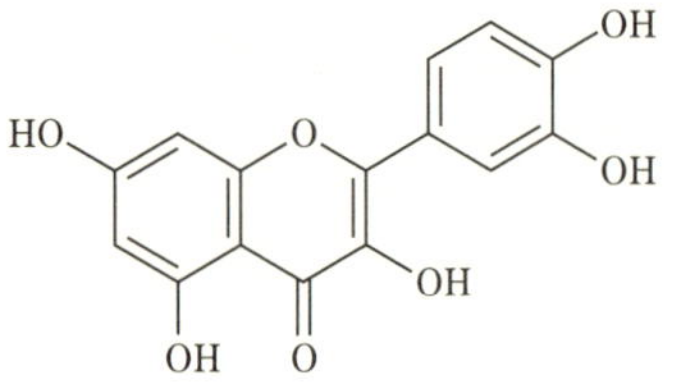

図 4.1　ケルセチン

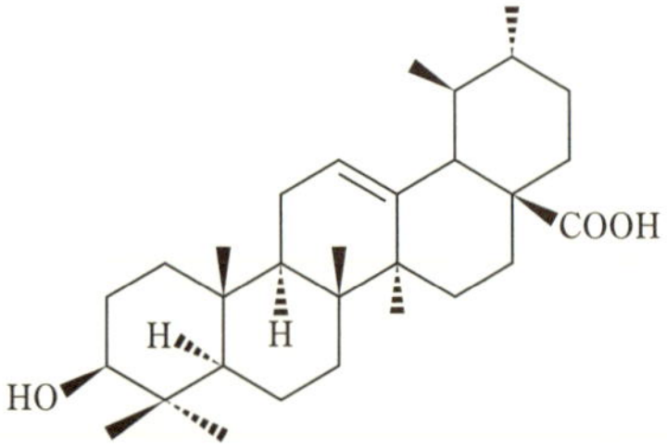

図 4.2　ウルソール酸

4.2.3　ある女性ホルモン剤の失敗

　ジエチルスチルベストロール（diethylstilbestrol）という化合物があり，この化合物には強い女性ホルモン様作用のあることがわかった。この化合物と女性ホルモン（エストラジオール）との化学構造の比較を示す（**図4.3，4.4**）。この化合

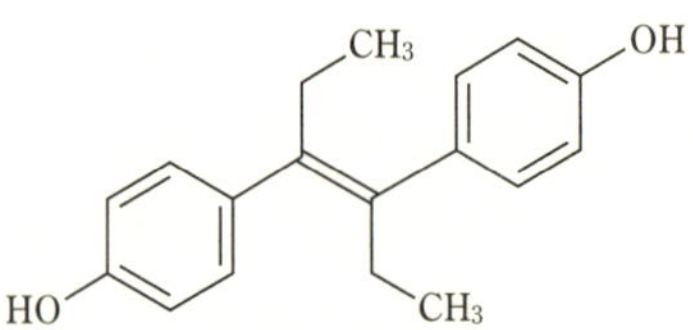

図 4.3　ジエチルスチルベストロール

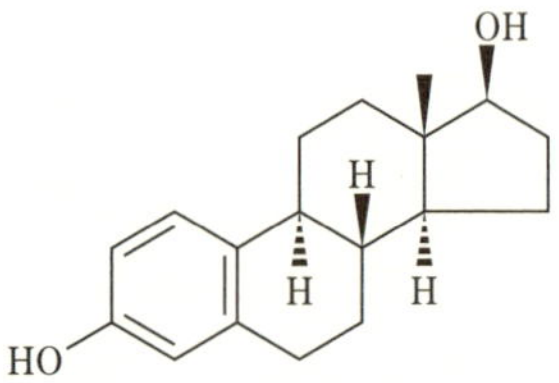

図 4.4　エストラジオール

物は流産防止などに応用され，一時期，日本薬局方にも収載されていたが，この医薬品を服用した女性から生まれた子供に障害が現われた。たとえば，この医薬品を服用したお母さんから生まれた多くの女の子に膣がんが発生したのである。その結果，この化合物はもはや使われなくなった。

　なお現在，ピルなどに使われている合成女性ホルモンは，ヤマノイモ科の植物から得られるステロイド系化合物に，化学反応や，微生物変換といって微生物の働きを利用して化学物質に変化を加える工夫も加味して，目的物質である性ホルモンを調製している。

4.2.4　イヴェルメクチンの奇跡

　抗生物質の発見を含めて，新規な薬物の発見，さらにはこの薬物が医薬品となっていく過程は困難の連続であり，1つの医薬品の発見にはものすごい努力と時間，資金がかかる。

　北里研究所（当時）の大村智博士（1935- ）はゴルフを趣味とされる。その腕はシングルで，プロ級といわれるほどであるという。その大村先生が静岡県のゴルフ場の近くの土を採取され，その土から放線菌が単離されたが，その中にエバーメクチンと命名された抗線虫活性のある化合物がアメリカの製薬会社メルクとの共同研究により発見された。その作用はシャープで，この発見だけでも奇跡といえる僥倖なのであるが，なんとこの化合物中の二重結合のうちの1カ所だけを還元した化合物であるイヴェルメクチンにはさらにたいへん望ましい活性があることがわかった（**図4.5**）。アフリカ南部などの熱帯地域の風土病であるオンコセルカ症（河川盲目症）や象皮症（象皮病）に著効のあることがわかったのである。この医薬品は，実に数億人の人々を風土病から救ったとされる。さらにイヴェルメクチンは，イヌのフィラリア症にも著効があり，この医薬品の応用によりわが国の飼い犬の寿命が著明に伸びた。2015年，大村智博士はメルク社のキャンベル博士（W.C.Campbell，1930- ）とともにノーベル生理学・医学賞を受賞された。なお，大村智先生は著者の北里研究所勤務時代の上司である。

　東京農大の小泉武夫名誉教授は，「醗酵は錬金術」とおっしゃっているが，まさにそのとおりであると思う。今後とも微生物の働きを応用した医薬品である抗生物質の可能性は絶大であり，新薬発見でも製造でも可能性は大きいと思う。

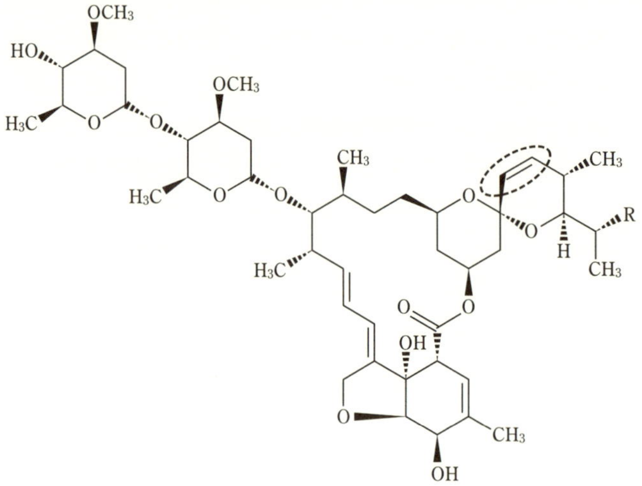

エバーメクチン B$_{1a}$　　R＝C$_2$H$_5$
　　　　　　　　B$_{1b}$　　R＝CH$_3$

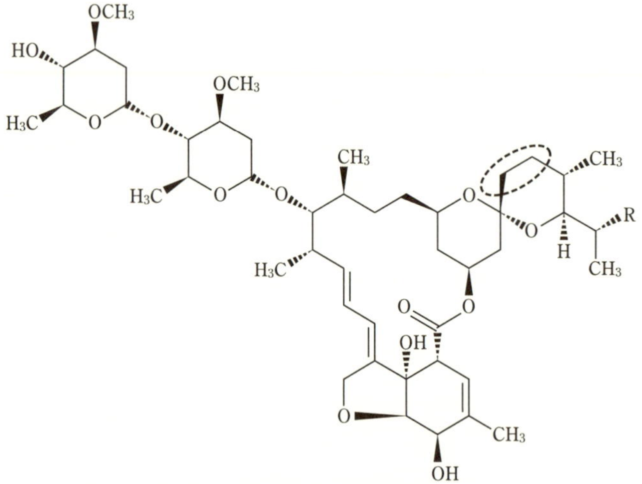

イヴェルメクチン B$_{1a}$　　R＝C$_2$H$_5$
　　　　　　　　　B$_{1b}$　　R＝CH$_3$

図 4.5　エバーメクチン B 類とイヴェルメクチン B 類の化学構造比較
（両者のちがいは破線で囲った部分）

4.2.5 抗生物質開発のメリット

抗生物質とは，微生物の生産する化合物のうち，何らかの生物活性を有するものをいう。抗生物質は微生物による醗酵法を用いて生産される。わが国では古くから，味噌，醤油，日本酒，酢などの醸造がなされており，微生物を手なずける技術に長けている。すなわち，醗酵技術は世界のなかでもずばぬけて秀でているのである。そのためか，わが国における新規抗生物質の開発研究は世界でも超のつく一流である。

抗生物質は醗酵によってつくり出されるため，この分野においては古くから農学系統の学問を修めてきた方が担当されることが多い。ただ，私もそうであるが，薬学出身者であっても，微生物学の基本を学び，無菌法などの操作を研鑽すれば，抗生物質の生産微生物である放線菌やカビなどの培養の分野に入り込むことはそう難しいものではない。医療における抗生物質の使用割合はたいへんに大きいし，何しろ薬学を学んだ者は当然ながら，くすりの知識に長けている。今のところ少数派であるが，今後は薬学を専攻した方々の多くが，ぜひこの分野に進んでいただきたいものと思う。

抗生物質を医薬品として開発するメリットはいくつもある。まずは，ある一定の化合物を微生物が実に確実にうまく提供してくれるということである。化学合成医薬品では，化合物の立体選択的合成の問題は難しいが，このことは抗生物質においては微生物がすっかりいとも簡単に解決してくれる。また，高等植物由来成分も立体化学の問題のない化合物を提供してくれるが，その有効成分は植物材料からわずかしか得られない場合が多い。そして，その化合物をもっと大量に手に入れるには，植物をまた大量に採取するか年月をかけて栽培しなければならないが，微生物はせいぜい72時間から96時間（3日から4日）程度でまったく同じ化合物を難なくつくり出してくれる。そして，培養する容器を大きくしたり，菌の改良をしたりすれば，目的とする化合物を大量につくり出すこともできるのである。

抗生物質は，いったん有用なものを発見してしまえば，その抗生物質の生産菌は，高等植物の場合とは異なり，季節や場所を問わず，その培養はきわめて迅速で，その大量培養も一般に容易である。すなわち，迅速に当該化合物の工業的生産に移行できる。抗生物質の製造は，有用な植物成分の精製とは比較にならないほど有利に進められるのである。抗生物質には医薬品としての可能性がまだまだ

無限にあると考えられる。

4.2.6　カイニンソウよりカイニン酸の発見

　日本の薬学分野から出現して実用に至った医薬品はごく少ないのが実情であるが，大阪薬専（当時）の竹本常松博士らにより世に出されたカイニン酸はその数少ない例のひとつである（**図4.6**）。竹本先生はその後，新設の東北大学医学部薬学科に教授として赴任された。竹本先生のその後の「ヒナタイノコズチからの昆虫変態ホルモンの発見」の研究に惹かれて薬学科に進学した私は，幸いなことに定年に近かった竹本先生の「薬用植物学」の講義を受講することができ，カイニン酸の開発過程につい

図4.6　カイニン酸

て直接詳しくお話しを聞くことができた。そのお話しの一部を次に再現する。

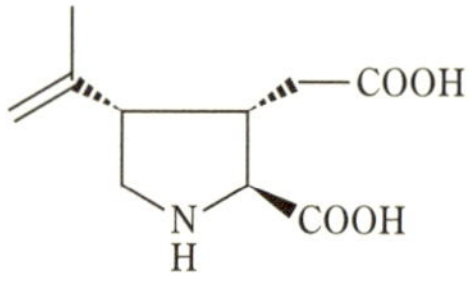

　かつて，わが国では回虫が蔓延していた。そのため，カイニンソウ（海人草）を煮だしたものを子供たちに服用させていたのであるが，寒天質の存在もあって非常に飲みにくいものであったという。竹本先生は大阪薬専を卒業されて薬剤師となったのちに東京大学医学部薬学科の専科にて朝比奈泰彦教授の下で10年以上研究に従事し，博士号を取得することができたので，母校の大阪薬専に赴任し講義の残り時間に研究をすることになり，カイニンソウの駆虫成分の解明研究にあたることにしたという。

　カイニンソウの駆虫成分はその当時まったくわからず，「ドロドロの寒天質が回虫に絡んで殺してしまうのではないか」という珍説すらあったらしい。種々のカイニンソウの抽出物を服用してもらうことによってわかったのであるが，その抽出物はお湯で煮だしたものだけではなく，水で抽出したものでも十分に効果のあることがわかり，熱をかけて濃縮しても活性成分は安定であった。そこで，この濃縮物を当時は新しい手法であったアルミナを充填したカラムに通導したところ，活性成分を濃縮することができた。また，濾紙クロマトグラフィーにより，活性画分にはニンヒドリン試液で陽性反応を示す成分のあることがわかっていた。ただ，その当時の化学物質の化学構造研究を進める際には当該物質が結晶となっていなければならなかったのであるが，なかなか結晶化することなしに日々が過ぎていった。しかし，研究を始めてから6年目となるある寒い朝に結晶化してい

たという。

　こんどは，その化学構造の研究に着手することになった。まずは，この化合物を強熱して分解した結果得られたものにピロール臭があったため，その基本骨格は五員環の含窒素化合物と判明した。というところから始まり，さまざまな共同研究者の協力を得て，最後には全化学合成によってこの化合物の化学構造を確定したとのことである。竹本先生が「今のような機器分析法があれば，このくらいの化合物なら，修士課程の学生が1週間もあれば平面構造は決められるのではなかろうか」とおっしゃっていたのが印象的である。

　現在，カイニン酸は駆虫薬として開発途上国にて使われているほか，脳神経化学の重要な試薬としても使われている。脳神経化学で使われるいわゆるカイノイド（kainoid）という単語は，このカイニン酸の名称からつくられた。カイニン酸は**図4.7**で示すように，生合成的にはグルタミン酸とヘミテルペンユニット（C₅ユニット）が結合して生成している。

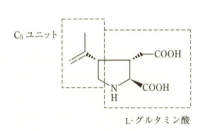

図 4.7　カイニン酸の生合成ユニット

4.2.7　バルビツール酸

　この代表的な睡眠薬・麻酔薬の基本骨格は，尿素とマロン酸を縮合させてつくられたものである（**図4.8**）。この化合物の名前は，研究者が当時つきあっていたバーバラさんに由来するものだという。発見者は，まさかこんなに重要な薬物になろうとは思ってもみなかったのではなかろうか。この基本骨格を有する催眠薬や麻酔薬のなかには，ペントバルビタール，フェノバルビタール，チオペンタール・ナトリウムなどがある（**図4.9**）。

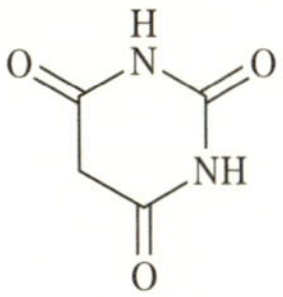

図 4.8　バルビツール酸

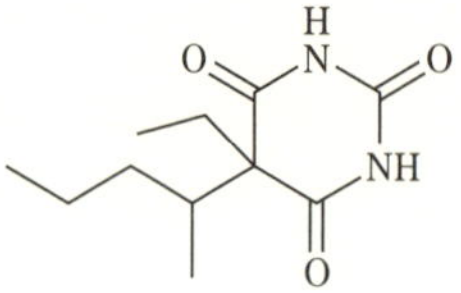

ペントバルビタール 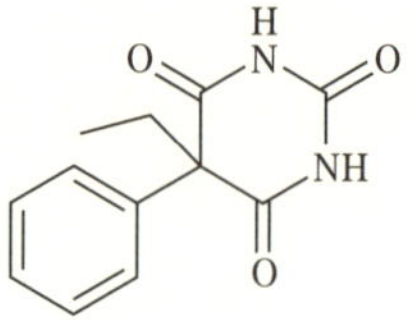　　　　　フェノバルビタール 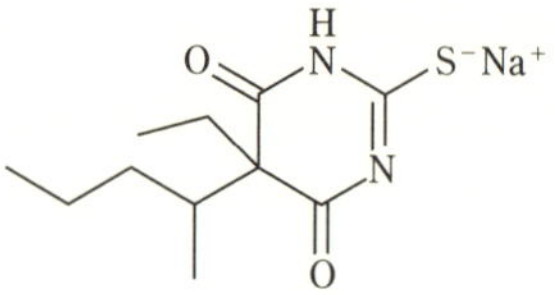　　　チオペンタール・ナトリウム

図 4.9　バルビツール酸骨格をもつ催眠薬や麻酔薬

4.2.8　薬の開発にあたる人たち

　ここに述べたことから，薬の開発には実にさまざまな専門の人たちが必要となることがわかると思う。たとえば，まずは医薬品のシーズとなるものを供給する化学者たちが絶対に必要である。そして，その生物活性を調べる薬理学者たちの力も必要となる。そして，見いだされたシーズとなる化合物について，種々の化学誘導体を作製する化学者たちやそれぞれの化合物の生物活性を調べる科学者たち。望ましい効果を示す化合物が見つかったら，この化合物の生物活性についてさらに詳しく調べる必要がある。有力となれば，その毒性や吸収，代謝，排泄なども調べる必要も出てくるであろう。さらにはその大量生産を計るための化学者，そのものが抗生物質であれば，醗酵の専門家の協力も必要となる。ここでようやく１つの医薬品の候補が出てくるわけである。そのうえで，ようやく臨床医の登場である（フェーズⅠ～Ⅲについてはすでに述べた）。

　ある薬物が医薬品となって世に出てからも，その副作用についての報告が義務づけられている。これについては，薬局の薬剤師においても義務であり，この活動を「育薬」ということはすでに述べた。医薬品に薬の専門家である薬剤師が関与しているのは当然であるが，医薬品については実にさまざまな人たちが関与しているのである。ある勤務医が雑談のなかで「医者でない人も薬の研究をしているんですね」と話したときにはたいへん驚きあきれたが，その理由はここに述べたことで十分に理解していただけたものと思う。

4.2.9　薬用植物の栽培と研究

　薬用植物の栽培には，ごく難しいものと，やさしすぎるものとがある。前者はいくら丁寧に栽培したつもりでもいつの間にか消えてしまうものであり，後者のものはいったん植え付けるとあたり一面にはびこって雑草化しまうものである。

前者の例としては，たとえば薬用ニンジンやムラサキ，センブリなど，後者の例
としては，たとえばクズ（葛）やドクダミ，ゲンノショウコ，オオバコ，ミント
系のハーブなどがあげられる。

　薬用植物の栽培によって利益を得ることは難しい。薬用植物は少量の多種類生
産が求められる。よって，ある薬用植物の栽培をして高値で売れて儲かったとい
う話を聞いた方々が我も我もと栽培を始めると，あっという間にその薬草の値は
下がり，収益どころではなくなることも十分にありうる。

　また近年は，薬用植物の化学成分研究の傾向として，単なる含有成分の研究だ
けをしていては駄目で，医薬として使える可能性のあるもの，すなわち何らかの
生物活性を有する化学成分の研究だけをすべきという風潮が強まった。一見正し
そうであるが，このために，ある薬用植物（生薬）から得られる主たる化学成分
が何かという観点の研究がおろそかになってしまい，この分野の基礎的な研究が
進歩していない状況が続いている。よって，たとえば各生薬の主たる化学成分に
ついて初学者が学ぶのであれば，1970年代の生薬学の教科書でもほとんど支障
がないほどである。すなわち，ここしばらくの間，生薬の化学成分の根幹部の研
究は進んでいないも同然なのである。

　それはなぜか。ある薬用植物の生物活性成分を探求していくと，たいていはか
なりの微量成分に行き着く。たとえ微量成分でも画期的な場合には大進歩となり
うる可能性もあるが，ほとんどの場合は，若干の抗菌作用や酵素阻害作用が見ら
れる程度で，医薬品として応用できるようなものにはなかなかつながらないし，
有用化合物として全化学合成しようかというつもりになるほどのものはまずめっ
たにない。よって，生物活性を有する微量新規成分の発見というような論文執筆
の段階で，この研究は終わってしまう。そして，その化合物はほとんどの場合，
その薬用植物（生薬）を代表する化学成分ではないのである。

　薬用植物（生薬）の化学成分研究方法は今後，根本から考え直す必要があると
ころに来ているのではなかろうか。

4.3 ┃ 医薬品の恐ろしさ

　高脂血症と診断されて高脂血症薬を処方されている例はかなり多いと思う。し
かし，これらの医薬品には恐ろしい副作用が発現することがあるので，十分な注

意が必要である。ある病院で高脂血症薬のメバロチンを処方され，さらに同じ作
用をもつベザトールを併用投与された患者が，副作用によってミオパチー（筋肉
障害）の横紋筋融解症を引き起こした話がまとめられている本がある（福田実：
『私は薬に殺される』，幻冬社，2003）。もともと，これらの医薬品の併用について
は添付文書で注意が促されており，現在，これらの2つの医薬品については原則，
併用禁忌となっている。この本の著者は「あらためて薬は怖いと思う」（同書，
p.51）と述べている。

　表4.1は，近年の薬害についてまとめられたものである。サリドマイド禍をは
じめ，キノホルムによるスモン，ソリブジンとフルオロウラシル系抗がん剤の併
用による骨髄抑制などの重篤な副作用，そして，ライ症候群や，血友病の治療に
用いられた非加熱血液凝固因子製剤によるHIV感染被害など，私たちは繰り返し
種々の薬害を体験してきた。

　私たち人類は知恵があるゆえに薬や治療法を考案してさまざまな病に打ち勝っ
てきた。これらの方法がうまくいかなければ，人類はペスト，結核，レプラ，コ
レラ，天然痘などで全滅の危機を乗り切れなかったであろう。そして，その後も
エイズのような新しい疾病が現われ，エボラ出血熱や新型インフルエンザ，BSE
（狂牛病）のような病が次から次へと人類の安全をおびやかしている。一方で私
たちは，私たちの精神状態をコントロールする薬物まで見いだしてしまった。あ
る人は「科学は人類の生きる知恵」と言った。まさにそのとおりのところもある。
一方，知恵があるからこそつくり出してしまった薬物の問題も出現したわけであ
る。私はこれからの人類が生き残れるかどうかは「薬と核（ヤクとカク）」をい
かに制御できるかにかかっていると思う。

　かつては薬局においては，今では医師の診断を必要とするものもかなりのもの
が扱われていた。私はいたずらにOTC薬を増やすだけの考えには賛成できない。
現在も，かなりの医薬品については，医師の診察のうえ処方箋が患者に出され，
患者の求めによりその処方箋による調剤をするという形が正しいと思っている。
ただし，これには前提があり，その医薬品を使用したことによる副作用を含めた，
患者に現われた事象を医師側がしっかりとモニターしなければならないことであ
る。これがないならば，わざわざ診断したり処方箋を書いたりする意味がない。

表4.1　近年起きた薬害

年代	事項	内容
1951年	グアノフラシン白斑	フラシンの一種で抗菌物質。目薬に使用し周りに白斑が生じる報告が多く,1951年,厚生省が禁止した。
1961〜1973年	サリドマイド	睡眠鎮静剤。妊婦が服用した場合にサリドマイド胎芽症の新生児が生まれた。薬害「サリドマイド禍」として世界規模の問題となった。
1960年代	キノホルム	整腸剤。服用者に骨髄炎・末梢神経障害のため下肢対麻痺に陥る例(スモン)が多発した。
1960年代	アンプル入り風邪薬	解熱鎮痛剤のピリン系製剤を水溶液にして飲用する形態の大衆薬製品群。その組成上,血中濃度が急激に上昇し,30人以上がショック死した。
1970年代	クロロキン	抗マラリア薬。長期服用により視野がせまくなるクロロキン網膜症になる。マラリア以外にリウマチや腎炎に対する効能が追加されたために被害を拡大した。
1989〜1996年	エイズ薬害	非加熱血液凝固因子製剤による薬害。血友病の治療に用いる血液製剤がウイルスで汚染されている恐れがあるという指摘が無視され,多くのHIV感染者を出した。
1993年	ソリブジン	ヘルペスウイルス属に有効な抗ウイルス薬。フルオロラウシル系抗がん剤の代謝を抑制し,骨髄抑制などの重篤な副作用を増強した。
1996〜2001年	薬害ヤコブ病事件	伝達性海面状脳症に汚染された疑いのあるヒト乾燥硬膜の移植による薬害。
1987〜2007年	フィブリノゲン	止血目的で投与された血液製剤(血液凝固因子製剤,すなわちフィブリノゲン製剤,非加熱第IX因子製剤)によるC型肝炎(非A非B型肝炎)の感染被害。
1990年代〜	スティーブンス・ジョンソン症候群	全身麻酔や抗生物質,解熱鎮痛剤,利尿剤,降圧剤,抗てんかん薬などにより皮膚が壊死,失明の猛烈な症状。発症のメカニズムが不明のため対策が立てにくい。
1990年代〜	ライ症候群	インフルエンザなどにより高熱を呈する小児に対して,アセチルサリチル酸やスルピリン,ジクロフェナクナトリウムなどの解熱鎮痛剤(大衆薬含む)を投与したことで脳症を発症し,後遺障害が発生する症状。
1990年代〜	ワクチン禍	ワクチンの予防接種により,副作用が発症。予防接種の種類は,インフルエンザワクチン,百日咳・ジフテリア二種混合ワクチン,百日咳・ジフテリア・破傷風三種混合ワクチン,腺がん,日本脳炎ワクチン,ポリオ生ワクチン,百日咳ワクチン,腸チフス・パラチフスワクチンなど。

佐竹元吉編著:『毒と薬の科学』,日刊工業新聞社,2015年,p.89より許諾を得て転載。

4.3.1　一般の人は本質を知り得ない

　医薬品ではないが，化学分析を悪用した例として，中国の粉ミルク事件がある。これは，牛乳を水で薄めて増量を謀り，それを隠すためにメラミンを混入させたという事件である。牛乳が薄められていないことを調べるには，たとえばセミミクロケルダール法というタンパク質の定量法があるが，この方法では検体中の総窒素量を測定する。メラミンという化合物は1分子中に6個の窒素を含む化合物である。よって，この化合物が混入したものを上記の方法で検定すると，総窒素量は当然ながら増えて，あたかもタンパク質が十分に入っているようなデータを示す。このような細工をしても，一般の人はまずわかるまい。かなり悪質な情報操作による欺瞞を働いていたことになる（図4.10）。

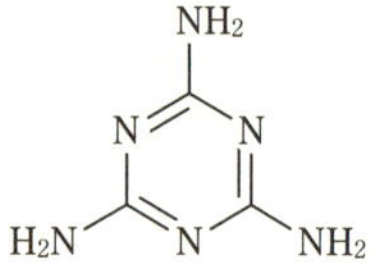

図4.10　メラミン

4.3.2　テオフィリンやアスピリンと子供たち

　小児ぜんそくなどに応用されるテオフィリンによって，スティーブンス・ジョンソン症候群が発症することがある。テオフィリンは子供の喘息などにも使われるが，薬効の閾値がせまいので，血中量をよく調べながら使わなければならない（図4.11）。

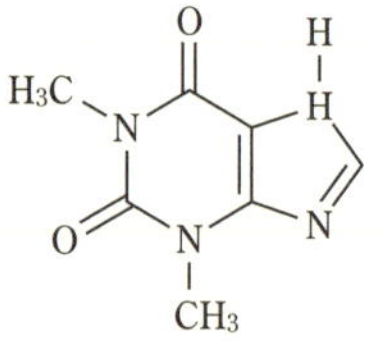

図4.11　テオフィリン

　より気軽に服用されるいわゆるOTC薬にも恐ろしいものがあることは認識しなければならない。アスピリンを子供に服用させて，ライ（Reye）症候群と呼ばれる症状の出ることがある。ライ症候群とは，インフルエンザや水痘などの感染後，とくにアスピリンを服用している小児に，急性脳炎や肝臓の脂肪浸潤を引き起こし，生命にもかかわる原因不明の病気である。

　スティーブンス・ジョンソン症候群やライ症候群については，先にあげた**表4.1**を参照していただきたい。

4.3.3　サリドマイド

　この世の中には，十分に検証してから市場に出したつもりの医薬品においても，その副作用による事故発生が多々ある。すでに簡単に触れたが，サリドマイド（thalidomide）は母体にとっては問題のない良い薬であったものの，妊娠初期に

1回服用しただけで，生まれてくる子供に異常
をきたしたのである。サリドマイドの化学構造
の一部は核酸を構成する塩基に似ており，この
化学構造を有することはサリドマイドが遺伝子
に作用する可能性のあることが考えられる（図
4.12）。実は，サリドマイドには血管をつくり
出すことを阻害する活性があったのである。

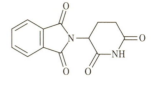

図 4.12 サリドマイド

　ただ，そのため現在，サリドマイドには抗がん作用という別の有用性が見いだ
されている。がん細胞に栄養を送り込む血管新生を阻止するためである。サリド
マイドはまさに「神と悪魔の薬」といえよう。ただ，サリドマイドも発売までに，
そのときの基準では十分に研究されたとみなされた医薬品だったのである（T.
ステファン，R. ブリンナー著，本間徳子訳：『神と悪魔の薬サリドマイド』，日経BP社，
2001）。

4.4 ┃ 健康食品と医薬品の間

　近年，医薬品まがいの健康食品がやたらと多いと思うのは私ばかりではないだ
ろう。医薬品と健康食品との区別はいったいどこにあるのか。また，サプリメン
トと薬の間の区別もかなりわからないものになりつつある。たとえば，大量のビ
タミンA服用は中毒を起こすことが知られており，サプリメントによる薬害とい
うものがありうる。「○○が高めの方に」などとして，医薬品とも健康食品とも
つかないようなものもある。日本人の薬に対する考え方を根本から変えなければ
いけないのではないか。このようなものは，いわば情報を含まない薬物を医薬品
まがいのものとして世に出している性質のものであり，こういうものは通信販売
が多い。製薬会社や薬局がこういう代物を扱わないと経営がなりたたない状況に
しているならば，あるいはこのようなもので一攫千金をたくらんでいる輩がいる
としたら，国民の健康を真剣に考える際にまずいと思われるがいかがであろうか。

4.4.1 賞味期限と消費期限
　不健康食品の代表ともいえるものに，賞味期限や消費期限の切れた食品もあげ
られようか。カビがはえていかにも食べられそうにないものは口にしないであろ

うが，一見，表面上は何の変化もないものについてはときによっては判断に迷うところであろう。

賞味期限は，ある程度食べられる期間の長いもので，「この期限を過ぎたら美味しさなどの質が落ちる」程度であるから，まあ食べても体調に影響が出ることはあまりないかと思われるが，食べられる期限が短い食品に指定される消費期限の切れたものについては，場合によっては命にかかわる危険性のある場合するある。著者のまわりでも，「生ガキを食べてあたった」という人がけっこういる。このような食品を食べる際，ある女性タレントは「運だめし」と称しているというが，さてあなたならどうする。

4.4.2　フェオフォルバイドa

クロレラやドクダミに含まれるフェオフォルバイドaという化合物は，光化学反応を引き起こす。そのため，ドクダミ茶を飲んでいたところ皮膚が荒れてきたので，その状況から逃れるために肌荒れにもよいというドクダミ茶をより大量に服用して，さらに悪化させたという人の例がある。もし心当たりのある方は服用しているドクダミ茶を中止してみることである。

アワビの中腸腺には，フェオフォルバイドaよりもさらに強力な作用の出る，ピロフェオフォルバイドaという光化学反応を起こす化合物が含まれている。これはアワビの餌の海藻に由来するが，ネコにアワビを食べさせると耳が落ちるといわれる原因物質である。ネコがアワビを食べて体内にピロフェオフォルバイドaが入り，ひなたぼっこをすると，毛の薄い耳のところで光化学反応が起きて耳が痒くなる。ネコはそれを気にして，耳がちぎれるまでかきむしるのである。

第 5 章

日本の薬学と薬剤師の役割

──はらむ問題点と展望──

　ヨーロッパでは薬剤師の歴史は古く，薬学の教育機関も薬剤師を養成するために必要上発生した。それにひきかえ，わが国の薬剤師の誕生は，明治時代に時の政府によって強制的に行なわれたといってよい。しかしながら，わが国ではそれまでの漢方医療の影響を強く受けていたためもあり，わが国の薬剤師はヨーロッパにおけるそれらとはかなり異なる困難な状況を経てきた。たとえば，医業と薬業が別となっていることは先進国では当たり前のことであるが，いまだにわが国では医療に関係することは，疾病についてのみならず医薬品まで，医師がその知識の第一人者であると妙な誤解をされている。

　一方，わが国の学問としての薬学の黎明期は，明治時代になって西洋の科学技術が導入されてからといってよい。しかし，わが国への薬学の導入の目的は，当時，海外から輸入された医薬品のなかには粗悪品も多かったため，それらの鑑定をするためのものであった。すなわち，わが国の薬学の出発点は，明治初年に大阪および京都にできた舎密局であった。

　そのためか，わが国で最初の大学における薬学分野の誕生は現在の東京大学においてであったが，それは医学部製薬学科としてである。薬学の学問としては水準の高いものであったが，それは一般市民を対象とした薬剤師養成とは無縁のものだったのである。おまけに，わが国の薬学の黎明期には，一般の方々にはそれまでの漢方医学における漢方治療の歴史がしみついていたから，いったん国家によりお墨付きを得られた医薬品はそのときからほぼ医師の専属物となり，いわゆ

る西洋薬であっても薬剤師の関与する場はなく，医師たちが公然と薬をひさぐというありさまであったのである。そして，患者も「医師から薬をもらう」という感覚から離れられず，いわば医薬分業の意味も価値もおよそ見いだされないままに今日に至ってしまったといってもよい。この状況を生み出した原因としては，当初，医師と比較して薬剤師の養成がまったく遅れ，薬剤師の数が圧倒的に足りなかったこともある。西洋医学を学ぶ者が当初から十分だったわけではない。しかし，新しい医療は西洋医学によるものとしたものの，それまでの漢方医は一代に限り，医師として営業することを認め，また大学卒業者であろうが独学で試験に合格した者であろうが，市井の医師としてはまったく区別せずに扱ったということもあり，合計の数は当初から多かった。

　ひるがえって薬学のほうを眺めてみると，最初に大学にできた薬学が「製薬学科」という名前であったことや，ここの卒業生たちが卒業と同時に各地にできた薬剤師（当初は薬舗主といった）養成校であった「薬学校」の校長となっていき，その基をつくったものだからその教育内容としても本来の薬剤師養成校の役割が果たせなかったこともあろうと思う。そして，何よりも医薬兼業であったから処方箋が患者に渡ることはなく，本来の薬剤師の仕事がなかった。しかも，当時の薬舗はまだいわば前垂れ稼業の旧態依然としたものであったのである。

5.1 ┃ 日本の薬学の誕生とその歴史

　先に述べたように，日本の薬学は明治時代になって官の側からつくられたものであり，その歴史は浅い。わが国の体制にはしばしば江戸時代のことがらが顔を出すが，大学についてはいまだに明治時代に現われた大学制度がときたま顔を出すことがある。このことを念頭におきつつ，日本の薬学の歴史を眺めてみることにしよう。

　わが国の古い薬学系の教育機関は，名古屋，熊本，長崎，千葉，富山などにあった。仙台にも鈴木省三氏による仙台共立薬学校という名称の薬学校があったようであるが，これらの薬学教育は薬剤師の需要もなかったためか全体的に低調で，その後，廃止されたり復活したりと複雑な経過をたどった。仙台の薬学校についても，ついには廃校になっている。

5.1.1　日本の薬学と薬剤師教育

　薬学と薬剤師教育の関係を，医学と医師の関係と比べると確かに何かすっきりとしないところがある。患者が健康をとり戻すための治療にあたるということを第一義として考えれば，医学や医師と比較して，薬学および薬剤師には種々の「かせ」のかけられた存在に見える。しかし，薬学や薬剤師は直接治療にあたる学問でも職種でもないと割り切れば，実に理解しやすくおもしろい学問であり，専門職であるということになる。要するに「薬の専門家」であるという矜持さえあれば，薬剤師という存在の重要性がわかるというものである。医師のほうは医薬品の化学構造式から何かを感じることはなかろうが，薬剤師はその分野の専門家である。医師は患者を治療するのが仕事であるし，医薬品の説明をその専門とするMR（Medical Representative）から，医薬品の有用性や安全性などプラスの情報を散々インプットされていると思う。それに対して，薬剤師のほうは同じMRからの情報を得るとしても，医薬品の化学構造から類推される危険性や副作用への懸念にも自然と注意がいく。医療関係者で薬を専門としているのは薬剤師だけなのである。

　そもそも，MRが本来の役割を果たしていたか，という疑問もある。かつてMRがプロパーと呼ばれたころには，ひたすら医師の機嫌をとって自社の医薬品を購入してもらうべく尽くした。ゴルフの付き合い，奥さんの買い物へのタクシー券の手配，学会参加の準備，接待……。患者そっちのけの商売人であり，ときに「男芸者」などと呼ばれることさえあった。だから本来はMRは薬学出身者の重要かつ高尚な仕事であったのだが，医師のほうは医薬品の正確な情報を彼らから得るというよりも，「薬学出身者プロパーは真面目すぎでつまらないから，文系出身者プロパーのほうがよい」などとさえいわれたのであった。近年は「それでよいのか」という機運からか，かなりその世界も変わってきたようで，彼らのことをプロパーと呼ぶことはなく，MRと呼ぶようになったという変化もある。また，後に述べるが，医薬分業の進展により，医薬品の仕入れが医師から薬剤師に移ったことも影響があろう。ただ，このごろ，開業医や勤務医の臨床家の方々との雑談の場において，彼らがふとMRのことを「くすりや」と吐き捨てるように言うことがあり，同席している小生が薬学関係者であることにはたと気がついてちょっと気まずいような表情をされることもあるのだが，もしかしたら何か複雑な印象を持っておられるのかもしれない。

5.1.2　私の薬学進学理由とその結果

　先に述べたように，私が薬学に進学した理由は，植物とくに園芸植物に興味があったからである。薬学には生薬学や薬用植物学という学問があり，漠然と，薬学に進学すれば植物と付き合っていられるのではないかと考えたことが発端であった。入学してびっくり，思いがけず薬学は園芸植物と実に深い関係のある学問であることを知り，まさに狂喜乱舞した。そして，私は私自身が園芸植物でも特にその文化的な側面に興味のあることをだんだんに知る。この側面に目をやると，園芸植物の薬や毒としての側面は，その文化の一部として特別に重要である。

　そこで，これらの事柄に興味をもって調べていくと，さまざまな事実が明らかとなり，とてもおもしろく学べた。そのうちに，これらの情報について講演をする機会が増えたが，その場合，私が薬剤師であるということは実に都合がよいことにも気がついた。私は薬剤師でもあることから，植物の毒や薬としての面についてうんぬんすることはまさに自然なことなのである。このとき，私がもし他学部の出身であったら，薬用に使用される植物の効能について話をしたり，毒作用について話すことは単なる趣味かマニアの領域と看做されかねないが，薬剤師であることによって，その道の専門家であることからたいへんに都合がよいことを知ったのである。

　ただ一方，ちょっと困ることもある。ひとつは薬学という分野の専攻ゆえか，病気についても詳しいのではないかと思われ，病気や身体のことについて聞かれることである。当然ながら，一般の方よりは知っているところもあるものの，アドバイスする立場にはない。病気や身体のことがらは医学の領域である。それから，余計なことかもしれないが，「植物が好き」というと，どういうわけか「先生は山歩きが好きなんですね」と勘ちがいされることである。私が好きなのは園芸植物であり，植物園や温室を見ることは大好きであるが，ある植物を見るために遠くまででかけ，山歩きをしたりすることにはほとんど興味がない。ある生薬学の先生にこのことをお話したとき，植物にも造詣の深いその先生に「植物園の植物で満足しているなんて乙女チックだな」と揶揄されたことがある。しかし薬用に使われる植物というのは，高い山に1本だけ生えているような植物ではない。私たちの身近な花壇や道ばたにたくさんあるような植物なのである。当然，園芸植物と称されるものが薬用の対象となることは多い。先に述べたように，牡丹，

朝顔，菊などは奈良時代から平安時代の初めの遣唐使が薬用植物として中国大陸からわが国に持ち込んだものである。

そして，私は薬学に進学してから，新たに動植物や微生物など自然界の生物がつくり出す有機化合物（これらを天然有機化合物という）の研究にも興味をもつようになった。すなわち，これらの有機化合物を純粋に精製したり，精製した化合物の化学構造を決めたりということに興味をもつようになったのである。このような学問分野を天然物化学といい，現在の私の専攻分野である。天然有機化合物は医薬品としても大いに使われているから，天然物化学は薬学にとって重要な必修科目のひとつでもある。

ただ園芸植物が好きというだけの動機で入り込んだ薬学であるが，入学後，徐々に薬学という学問や薬剤師という専門職も実に魅力的と思うようになって今日に至る。私は薬学部ではすべからく，まずはよい薬剤師を育てることに努めるべきであると思うし，そうして育った薬剤師がやがて創薬や，調剤，製剤，教育，公共機関など種々の分野で活躍すればよいと考えている。よって，「本学では薬剤師を育てる気はありません」などと公言する薬学部は初めからおかしいと思うのである。

以上のようには述べたが，誰もが進学先が私のように興味ややりたいことに合致するというわけにはいかないだろう。私の場合はむしろ少数・例外に属するかもしれない。それでも私は，いずれにせよ薬学関係者には，より多くの若者が薬学をめざしたくなるような魅力ある薬学像・薬剤師像をつくり，また示す努力が必要と思っている。

5.1.3　猫も杓子も

ここまでの話でもわかっていただけると思うが，私は「医学に進む代わりに薬学に進んだ」と思われたり言われたりするのがとても心外なのである。これは，薬学関係者なら必ずや言われがちなことであるから，代表して話しておこう。

かつて幼稚園から小学校時代の同級生だった家内に，よく「優秀だったのに何で医学部に行かなかったの？」と言われたものである。そのたびに嫌な思いをした。家内は「お医者さん大好き人間」であった。私にとってみれば「何で興味もない分野に進学しなければならないの」というわけであるが，これが理解されなくて，よく言い争いにまでなったものである。家内に言わせれば，入れるなら誰

でも医学部に入学したいはずだという固定観念があるようだった。だったと書いたのはようやくその後，薬学という学問と医学という学問がまったくちがうものであること，そして私が医学には興味がなく，薬学に興味があることがわかってきてくれたからである。その後はこちらの心も平和になった。私にとってみれば，薬学に進学したからこそ，こんなにおもしろい学問ができてハッピーな気持ちでいるのに，まるでやっている学問を否定するように「『何で医学部に行かなかったの？』はないでしょ」である。

　思えば，私が高校生のころは本当に優秀な者は医学部に進学する者もいたが，とくに理学部の数学科や物理学科，文学部の哲学科などにも多く進学したものである。高校生くらいになれば，おおむねどんな分野に自分が興味を持っているか，あるいはどんな分野には興味がないか，がわかってくるはずである。今はどうだろう。私の見方に勘ちがいがなければ，ちょっと成績がいいと本人の興味はさておき，猫も杓子も医学部に進学しようと，あるいはまわりがさせようとしているような気がする。確かに現在のところ，医師になれば将来の安定性はあるやに聞くが，誰でも彼でも医学分野が性に合っているとは思えないのだが……。ある医師の話だが，成績がまあまあよかったためかまわりのみんなが医学部に行けというから医師になったけれど，毎日毎日ばっちい患者ばかり相手にしなければならないので嫌になったという話もある。まあ，何で薬学あるいは他の分野を専攻することになっちゃったんだろう，と思う人もいるのだろうが……。

　実は，私の亡き父親は戦前に旧帝大の工学部電気工学科を卒業した。当時のまさにエリートである。しかし，本当は文学部で語学を勉強したかったらしい。ただ，進学にあたり，絶対的な発言権をもっていた祖父の「食いっぱぐれがない」との一言で電気工学という専攻を選んだらしい。父はこれを生涯悔いていた。電気工学という専攻にはまったく興味が沸いたことがないとのこと。もともとはいわゆる専門に関係する一流企業に勤務していたが，職業生活の晩年としては，転職して高校の英語と数学の教師をしていた。英語については実によく授業の準備をしていたし，当時はまだ珍しかったポータブル・テープレコーダーを肩にかけて持参してのリスニングの授業もしっかりとやっていたようだ。興に乗ると突然，フランス語や中国語を話しはじめてびっくりしたこともある。両者とも独学で勉強したらしい。しかし，本来の語学という分野への興味と才能はついに生涯ほとんど生かせなかったようである。大学での専攻はいわば一生を決める。自分の興

味は何か，本当にやりたいことは何なのか，十分に吟味する必要があるということに尽きるといえようか。

父は「自分が良いと思った学問を専攻すれば後悔しないもんだ」といい，進路を完全に私にまかせてくれた。このことには感謝している。

5.1.4　かつての勘ちがいと薬学の悲劇

かつては，優秀な理系志望女子の進学先として，薬学は圧倒的な人気があった。薬学は修業年限が4年であり（当時），薬剤師という国家資格が得られ，薬剤師は他の医療職と異なり「汚れ仕事」でもない。このようなことが人気を支えていたのであろう。それは国立大学でも例外ではなかった。しかし，いざ入学してみると，有機化学を中心とした体力勝負ともいえる学問と研究の雰囲気。そのため，大方の入学生にとっては，想像していた薬学とはかけ離れたものであったろう。それゆえか，たいていの旧国立系の大学でも薬学に関しては女性が多くを占めていたのに，例外として女性の割合のごく少ない国立大学薬学部があった。それは東京大学と北海道大学の薬学部であった。これらの大学では理・工・薬・農などの学生を一括して入学させ，3年生になるときに学部を決めさせたからである。入学してしまうと，薬学の実像がわかったのであろうか。

5.1.5　薬機法

現在，「薬事法」という名前の法律がなくなってしまい，「医薬品，医療機器等の品質，有効性及び安全性の確保等に関する法律（医薬品医療機器等法，略して薬機法）」（平成25年11月27日改称，平成26年11月25日施行）となった。これは，これまで医薬品と同様に扱われてきた「医療機器」について，医薬品とは別個の存在であると認めて異なる扱いをするための措置を設け，新たに別個の章を法律の中に追加することになったからであるという。

しかし，なぜこんなに長ったらしい，わけのわからない名称としたのか，正直に言って不満である。これで，これまでは単に不法に医薬品を製造したような場合，「薬事法違反」といえばよかったし，どんな違反か容易に推定がついたのに対して，これからは正確には「医薬品，医療機器等の品質，有効性及び安全性の確保等に関する法律違反」，あるいは略して「医薬品医療機器等法違反」または「薬機法違反」といわなければならない。これでは，何の違反かさっぱり見当も

つかない。もしかしたら，この改正は「薬事」に関する法律をモヤモヤとした権威のないものに薄めるためなのかとも勘ぐりたくなる。もし医療機器の存在をはっきりとさせるためならば，「薬事法」から「医療機器法」を独立させればよかっただけの話であると思うが……。

5.1.6　薬系大学における研究と教育の迷走

　現在は，「すぐに役に立つ」か，「すぐに成果が得られる」研究にしか研究費がつかない傾向がある。そして，「競争的資金」と称して研究の評価が行なわれ，いわゆる勝ち残ったところにのみ研究費が配分されるようになっている。こうなると，まるで研究費を多く勝ち取ることが“善”とされるような感じである。

　研究とは，意外な展開をすることが多いものである。私が好きなのは，「オワンクラゲの発光成分」の研究がきわめて重要な研究に発展してノーベル賞にまでなった話である。もちろん，役に立つことを前面に立てた研究に興味をもつ研究者がいても悪くない（2015年のノーベル賞を受賞された大村智先生の研究の興味はそこにあった）。しかし，全部が全部，すぐに役に立つことだけを目標としなければならないのでは，科学全般の発展は不可能であると思う。研究費は，悪平等といわれようが，少しずつ公平に配分するほうが，よりおもしろい結果も出てくるのではないだろうか。昔から言われるように「急がば回れ」である。

　現在，薬学における薬剤師養成教育には一定のしばりがあり，これらは必ず6年間のうちに教えなければならないという項目がある。これをSBO（specific behavioral objective）といい，細かく定められている。薬学部教育において，かつてはそれぞれの科目を担当する教員が教科書や講義の内容をかなり自由に決めていたが，それに対して現在は，講義ごとにSBOのうちの何を扱っているかを明示しなければならなくなった。その内容はシラバスに書き込まれてもいるから，けっこう窮屈な感じもある。

　そのためか，まんべんなくかつ要領よくSBOにリストアップされている項目を学ぶことができるように，大手の出版社では薬学の全科目を1つのシリーズとした教科書も出版しはじめた。もしかしたら，近い未来，薬学部の講義にはすべて，これらのシリーズものを教科書として使用するようになる可能性すらあるかもしれない。私も依頼によりこういうシリーズの本にコラムを執筆したことがあるが，ちょっと複雑な気持ちもあった。たとえ，これらの本を使ったとしても，

幅のある大学らしい講義を展開していただきたいものと願う次第である。

　一方，薬剤師国家試験科目に沿ったシリーズの本はすでに大手の薬剤師国家試験予備校ごとにつくられており，学生の自修や国家試験の模擬試験対策に多用されている。やがて，薬学部の学生はシリーズものの教科書で学び，予備校のシリーズものの国家試験対策本で勉強するだけになるのかもしれない。この状況は一定の事柄を効率よく学ぶのには都合がよいかもしれないが，一方では，各教員の特徴ある講義内容を抹殺することになり，薬学という学問の捉え方が単一となってしまい，大学の講義らしい講義としては成り立たなくなってしまうようになるのではないかと心配している。私はこの状況を，6年制化による「薬学の専門化」ならぬ「専門学校化」となりかねない，と危惧しているのである。ある集まりにおいて「私立大学薬学部は薬剤師国家試験合格だけをめざすことだけに特化したらよろしいのではないか」という意見を聞いたことがある。これはせっかく薬剤師養成教育全部が大学教育となった薬学を愚弄する意見であり，大学人であることを放棄した言葉であると思う。

　このことに関係するのかどうかはわからないが，私はこのごろ学生たちが自分たちのことを「生徒」と呼ぶことがあることがとても気になっている。かつて薬学は東京大学を除いては大学教育ではなかった。専門学校あるいは薬学校と称される教育期間で教育されていたのである。そこで学ぶ者は「学生」とは呼ばれず，「生徒」と呼ばれた。生徒とは中等教育において非主体的に学業を授けられるもの。学生は高等教育において主体的に学ぶ者のことであり，決定的に異なる。せっかく学生と呼ばれる立場にあるのだから，自らのことは「学生」と呼び，「生徒」と呼ぶのはやめようではないか。

　薬学の教育が国試に重きを置いてしまうと，本来大切なはずの薬用植物学や生薬学などの教育がおろそかになってしまっている気もしてならない。これらの設問は，国家試験の設問345問（2016年現在）のうち数問しかないし，その勉学についやす時間はもったいないから捨ててもよい，というような風潮があるわけである。薬用植物学や生薬学は一見，表には出てこない科目かもしれないが，薬学の基礎の基礎である。これらの学問が基礎となって，現在の薬学が成り立っていることをけっして忘れてはならない。現代の大学で，航海学を教育している先生の次のような話を聞いたことがある。すなわち，現在はもう帆船の時代でないことは誰でも知っている。しかし，そこで行なわれている航海実習は，帆船を使っ

て行なわれているのだという。その理由として,「航海には潮の流れや風を読む能力が必要で,その訓練のためには帆船が最も優れている」のだとか。薬学についても同じことがいえまいか。なるほど,今使用されている医薬品の多くはすでにカプセルや錠剤として製剤化されたものである。しかしながら,その起源をたどっていくと植物成分であるものは多いし,一見してはわからないが,植物由来成分をそのまま使用しているものもある。薬学を学ぶには,現代の医薬品の源となった薬用植物学や生薬学をしっかりと学ぶことは基本中の基本であると思う。

また,現代の医薬品にとって抗生物質はたいへんに重要な位置を占めるが,現在,抗生物質についてしっかりと教育研究している薬学部がとても少ないことも気にかかる。それは,わが国の薬学が有機化学を土台として形成されてきたからであり,抗生物質のように醗酵を基礎とした学問はむしろ農学部において盛んだからである。医薬品についての科学を標榜するとしたら,抗生物質は欠かせない対象であると思われるのであるが……。かえすがえすも「薬科大学」が,「やっかい大学」とならぬよう,よくよくその重要性や方向性を考えていかなければならないと思う。

なお,よく薬系大学ごとの薬剤師国家試験の合格率を気にする向きもあるが,名門といわれる大学が必ずしも合格率が高いわけではない。私は在学生やオープンキャンパスに来た受験生に,「あなた方一人一人の合格率は100％か0％であり,60％や90％の合格はありませんよ」と言っている。すなわち,国家試験の合格はあくまでも本人の基本的能力と努力にかかっていることだと思っている。

5.1.7　薬史学の必要性

現在,薬学を学んでいる学生たちは,わが国の薬学がどのようにして成立し,どのようにして定着していったか,をほとんど知らずにいるのではなかろうか。

実は,薬史学をしっかりと講義している大学薬学部はごく少ないのではないかと思う。現在,わが国には「日本薬史学会」という1954年に創立された由緒ある学会があり,薬や薬学の歴史についての研究をしている。この学会において2017年3月にアンケートをとったところ,薬史学あるいは薬学概論といった名前の講義のある薬系大学はなく,他の講義,たとえば生薬学や天然物化学のなかで少しだけ扱うというのが一般的であった。

現在のところ,薬史学というと,まるで薬学の研究分野の第一線を引退した

方々の道楽のように思われているが，このままではいけないと思っている。ある学問を学ぶには，まずその学問がたどってきた歴史を学ぶべきであると思うからである。すなわち，薬史学は，入学後まもない薬学生の重要な履修科目になるべきであると思う。医学の分野には医史学の講義がしっかりとあり，講座となっているところも少なくない。薬学においては，これまでにも薬史学の講義や講座が実現しそうなことはあったが，別の実験系の分野の講義や講座に読み替えてしまう傾向があったように思える。

ある学問には，必ずやその学問が誕生することになったいきさつ，そして，どのようにして発展してきたかという足跡がある。たとえば，薬学を学ぼうとする学生にとっては，薬学がどのようにして発生し，発展し，困難に遭い，今日に至るのか，そして，その必要性はどこにあるのか，をしっかりと知っておく必要がある。そのためにも，私は全薬学系の大学には必ず薬史学の講義を義務づける必要があると考えるのである。

ちなみに，明治時代に存在した「仙台の薬学校」をインターネットで探そうとしたら，薬剤師国家試験のための予備校の名前がずらりと出てきて，かつて確かに存在した仙台の薬学校のことは出てこなかった。

5.1.8　6年制化を裏切った旧帝国大学

今の学生にはなかなか理解できないと思うが，かつて国立の総合大学と呼ばれていたのは，現在の東京大学，京都大学，東北大学，北海道大学，九州大学の5つだけであった。これらは「○○帝国大学」と呼ばれていたので，これらを「旧五帝大」という。その後，大阪大学と名古屋大学が加わったので「旧七帝大」といわれることもある（さらに一時期は，現在の台湾の台北大学と韓国の京城大学もわが国の帝国大学であった時代がある）。すでに触れたが，当初，薬学があったのは現在の東京大学だけであり，その形態は東京帝国大学医科大学製薬学科などというものであった。ここの卒業生たちは，各地にあった薬学校の校長となって巣立っていったので，各地の薬学校における教育は当然ながら当時の製薬学科風の教育にならうことになった。現在の薬系の大学学部としては東京大学薬学部が最も古い歴史をもつが，その複雑な変遷をまとめておく（**表5.1**）。

実は，東京大学における薬学も安泰なものではなかった。1886年に東京大学が帝国大学と改名されたときに，時の薬学科はいったん廃されたのである。この

ときの薬学科の教員は助教授が3名のみで，しかもそのうち2名は留学中だった。ちなみに，この年はわが国最初の日本薬局方が施行された年でもある。

　続いて，**表5.2**を見ていただきたい。わが国における現在のいわゆる旧五帝大における医歯薬学部の学生数のリストである。薬学部の6年制化の折り，これらの大学は積極的に薬学6年制化としなかったことが明らかにわかる。これらの大学における薬学部の学生はそれぞれ1学年約80名であるから5つの大学で合計399名となるが，そのうち6年制の薬学科で学ぶ学生はたったの118名である。

表5.1　東京大学薬学部の変遷

1873年7月	東京医学校製薬学科
1877年4月	東京大学医学部製薬学科
1886年3月	帝国大学医科大学薬学科
1897年6月	東京帝国大学医科大学薬学科
1919年2月	東京帝国大学医学部薬学科
1947年9月	東京大学医学部薬学科
1958年4月	東京大学薬学部

船山信次：『毒と薬の世界史』，中央公論新社，2015年，p.146より。

表5.2　旧五帝大（設立順）の医療系学部の1学年の学生定員比較（2017年4月現在）

	薬学部		医学部	歯学部
	6年	4年	6年	6年
東京大学	8	72	110	—
京都大学	30	50	107	—
東北大学	20	60	130	53
北海道大学	30	50	107	53
九州大学	30	49	111	53

　現在，薬剤師国家試験を受験できるのは，6年制薬学部を卒業して薬学士の学士号を得た者だけである。薬学部の存在の最大目的のひとつが薬剤師の養成であるのは当然と思うが，そう考えない薬学部もあるというのが実情である。上記のように，旧五帝大の薬学部の入学生のうち薬学士号を得ることのできる，すなわち薬剤師の国家試験を受験することのできる6年制の薬学科の入学生は合計で118名，30％弱に過ぎない。ということは，残りの定員の7割強（281名）の入学生は4年間で卒業することになり，薬学士ならぬ薬科学士などという別の名称の学士号が与えられる。彼らには薬剤師国家試験の受験資格は与えられない。

　国家が税金を投入して薬学部を運営してきたということは，薬の専門家（薬剤師）の養成を期待していることにまちがいないと思うが，いかがであろうか。「いや，うちでは薬剤師の養成はしておらず，新薬の開発をめざす人材を養成し

ているのだ」とおっしゃるならば，逆に「医薬品は薬学出身者でないと開発できないのだろうか」とお伺いしたい。たとえば現在，医療によく使われている抗生物質の研究は，薬学部ではほとんど行なわれておらず，農学部で盛んである。農学部のなかでも発酵の専門家に抗生物質の探索や生産研究を行なっている方は多いし，農学部の卒業生で製薬会社において抗生物質の生産に関与している方も多い。また，医学部から生まれた新規抗生物質というのもけっこうある。別に医薬品を創製するのに，薬学の知識や技能が不可欠ではないのである。

　薬学の目標には，薬の「創製・生産・管理」があるといわれてきた。ここまでの話で，このうち創製や生産は他の分野を専攻してきた研究者・技術者も多く活躍しており，薬学の独壇場ではないことがわかっていただけよう。すなわち，薬学独自のものは，薬の「創製・生産・管理」のうち，「管理」だけなのである。この件は薬剤師の仕事であり，他の分野の方に代わるわけにはいかない。ということは，薬学の目標として外してはいけないものに「薬の管理」があり，そのプロフェッショナルが「薬剤師」であるということである。それなのに，「薬剤師を養成しない薬学部」であると表明しているのはおかしいのではなかろうか。

　表5.2を見て，もうひとつ気づくことがある。医学部と歯学部の入学定員も示したが，五帝大中，東京大学と京都大学には歯学部が存在しない。その理由をここではあえて記さないが，このことはわが国の大学が歯学という学問分野についてどのように看做してきたかがわかるような気もする。そして，ここにあげたような歴史ある大学は，こんどの事態で，薬学という学問は認めながらも，薬剤師という専門職については認めてこなかった歴史をはっきりと表面に表わしてしまったのではないかと思うのである。この言い方は少々うがちすぎだろうか。

　なぜ，いわゆる旧帝大といわれる大学が，6年制の薬学教育を認めたがらなかったのか。その理由としては，薬剤師養成という側面を認めたがらなかったと同時に，6年制薬学の教育そのものについても否定的であったと考えられる。それはなぜか。これまで4年制薬学部の教育が行なわれていたときには，これらの大学の卒業生の多くが2年制の大学院修士課程（博士前期課程ともいう）に進学した。それは，彼らの将来の進路として，製薬会社を中心とする会社の研究部門に就職する者が多かったからである。すなわち製薬会社の研究部門では，大学院を経て修士号の学位をもっている必要が求められることが多かったからである。

　一方，卒業研究でほぼ1年間，研究のノウハウを教えた学生が修士課程に進学

してくれれば，研究遂行上，たいへんに使い勝手のよい戦力（手伝い）となってくれる。むしろ，こういう学生がいないと研究を進めることは容易ではない。だから，教員の立場からも4年制の卒業生（そしてさらに修士課程に進学してくれる学生）は必要不可欠な存在なのである。ちなみに，著者の母校である東北大学薬学部においても，6年制の薬学科の卒業生が出はじめた。平成27年度の薬学科の卒業生は19名，薬科学科（東北大学では創薬科学科というらしい）は57名，平成28年度の薬学科は19名，創薬科学科は69名である。これに対して，平成27年の大学院修士課程の入学者は57名，平成28年は70名である。これはほぼ4年制学科卒業生の数に匹敵する。全員が進学するわけではないが，他大学からの進学生も入れるとこの人数となるわけである。

　一方，6年制の学生は，5年生のときには前教育と後教育を含むと半年以上におよぶ薬局実習および病院薬剤部実習があり，6年生のときには膨大となった臨床科目を含む国家試験対策に多大な時間を取られ，その合間に卒業実験をするような状況ではとても戦力には使えない。6年制の学生は卒業後，4年間を要する博士課程に進学し，博士号を取得することができる一方，4年制の学部を終えて2年間の修士課程（博士前期課程）を修了した学生もさらにあと3年間の博士課程（博士後期課程）に進学して博士号を取得することができるが，過去にも現在も博士課程に進学する学生は多くない。薬学科からも薬科学科からも，大学院博士課程（博士後期課程）への進学者は少ないのである。

　ただ，同じ6年間の修業年限の医学部では，研究者をめざす人もごく普通に6年間の教育を経て医師資格を得たのち研究者の道に入るのである。確かに医師資格を有するということは，研究者となっても特別手当が出たり，アルバイトができたりという特権もあるようだが，たとえば基礎医学の研究者になろうという学生にとっても，医師養成を主眼とする6年間の教育期間を無駄とは思われていないと思う。医学研究者養成のために4年制の医科学科のようなものを設けるという機運は見られない。ただ，医学修士課程というのはあり，4年制の他学部出身者がスムースに医学博士課程進学が可能なようにはなっている。

　要するに，私は，薬学部は基本的に6年制として，まずは薬剤師養成にあたり，研究分野に進みたい者はこの過程を経てから大学院に進学すれば十分であると思うし，4年制の他学部出身者の便宜のための薬学修士課程があれば十分であると思う。もし4年制の学科を設けるならば，いわば薬剤師に背を向けた薬学研究者

養成ではなく，薬剤師に寄り添う薬局事務などのよりはっきりした他の目的をもった学科とすべきであろう。

　もとより，これらの歴史ある大学の卒業生には将来，薬学系大学の教員になる者も多いはずである。そのような人たちが，いわば薬剤師の資格や業務にそっぽを向いた人たちが多くなったのではまずいのではないだろうかと危惧する。それができないのは，薬剤師という資格や立場にメリットを感じていないということなのであろうか。だったら，何よりも薬剤師という資格をそれだけの魅力のあるものに育てることができなかったこれまでの薬学関係者の責任はきわめて重いといわざるを得ない。

5.1.9　薬剤師教育6年制化の効果

　薬剤師養成教育が2006年（平成18年）から6年制となったが，このことは薬剤師のステータスを上げることになるとともに，薬剤師になるハードルが高くなったことも意味する。しかし，卒業して薬剤師国家試験を受験する権利のある薬学士という学位を得ても，薬剤師国家試験の合格率は近年下がっている。なぜか。その理由のひとつは，薬学部に進学したいという高校卒業生の数が伸び悩む一方，薬学部をもつ大学が増え，この2つのことが相まって薬学生となる学生の学力が低下していることにある。もうひとつは，薬学の教育にかかわるのが文部科学省であるのに対して，薬剤師国家試験を実施するのは厚生労働省である。したがって，厚労省は薬剤師として必要な数しか合格させないこともできる。しかも，2016年の薬剤師国家試験からは，合格者を得点の相対評価で決定するというからなおさらである。

　では，なぜ薬学部に進学したいという高校生数が伸び悩むのか。それは，せっかく6年間の大学での学業を経て国家試験に合格しても，現在のところ確かに初任給は他の一般学部出身者と比較したらかなり多いが，それでもなお2年間多く在学したことに見合うと思われる収入や社会的な認識が得られないからであろう。魅力があるならば，もっと進学したいと思う高校生が増えてもいいはずである。

　薬剤師という職業が，なるのが難しく，なっても期待するほどの魅力がないのであれば，その養成学部の薬学部に優秀な受験生が多く集まるわけがない。薬学部が4年制であったときの晩年には，薬学はとても人気のある学部であった。同じ4年間の学業を経ても，理学部や農学部などでは得られない「薬剤師」という

国家資格が得られて，いわば「飯の食いっぱくれがなくなる」し，卒業後の進路もバラエティに富む。薬剤師のみならず高校教員などの免許も取れるという「お得感」のある学部だったのである。

　それでは，なぜ6年制としたのか。そこにはいくつかの理由があった。その1つは，主に病院薬剤師からの要請で，医師と比べて在学期間の短いことが何かと不利になっているのではないかということ。そして，卒業者がこれまでは現場ではすぐに使いものにならなかったこと。さらには，これまで薬学部が4年制のときにも，その卒業生の多くが卒業後に大学院の修士課程（2年制で，博士課程前期課程ということもある）に進学していたので，合計6年間の教育を受けることには抵抗がなかろうという考えもあった。しかし結果として，今のところ残念ながら，6年制化が薬剤師の地位向上や待遇向上にさほどの進展があったとは思われない。また，かつて薬学系大学4年を過ごしたあとの2年間の修士課程進学（しかも，大学院の学費は学部と比べて安い）にはさほどの抵抗は感じなかった学生やその親たちも，大学に入学する前から提示される6年間の教育の負担は学生にとっても親にとっても高いハードルとなってしまっているのではないか，と判断せざるを得ない状況となっているのが実情である。

5.2 ｜ 薬学・薬剤師と医学・医師との関係

　それは，私が東北大学医学部薬学科に入学してまもなくの医学・薬学の合同講義においての出来事であった。講義の冒頭で担当の医学部の助教授（当時）の先生が，開口一番，「医者は薬がないと治療できないんだから，薬学の人も劣等感をもつことないよ」と言ったので，驚き，呆れ，憤慨した。医学系の人間は，頭から薬学の学生たちは医学に劣等感をもっていると思い込んでいるのか，と入学早々にその傲慢さに驚いたわけである。私はもともと医療には興味がなく，医学とはまったく異なる分野と思って入学したのだから，本来，劣等感もへったくれもない気持ちだったのだが，その後，長くこの分野にいて研究・教育にあたるうち，薬学に進学する学生のなかには本当は医学に進学したかったという，いわば医学にコンプレックスをもつ学生がけっこういるということを感じることがあった。

　たとえば，学生のなかには日々の勉学のことなどで相談に来る学生がいる。そ

のなかには，勉強に興味がもてないというので話を聞いてみると，「本当は医学部に行きたかったのだけれど，偏差値が足りないので薬学部にきました」という学生がいる。小生，「おいおい，そんな言い方は，薬学という学問や，目の前にいる薬学を専攻した小生に失礼ではないか」と腹の中では思いながら，「薬学っていうのは医学とはまったく異なる学問だから，医学の代わりにはならないよ」とはっきりということにしている。さらに，「もし患者さんの直接の治療に興味があるのなら，薬学はその興味はかなえてくれないなあ」ともいう。そして，「もし治療に興味があって医学部に行くのに偏差値や学費が足りないというのなら，薬学ではなく看護学などをめざせばいいんじゃないの」とアドバイスすることにもしている。「ただ，医師と薬剤師の間に上下関係はないけれど，医師と看護師との間にはナイチンゲール誓詞に『看護師は心より医師を助ける』とあるように上下関係がしっかりあるから，そういうことが気にならないならという条件はあるけどね」とも付け加える。

そういえば，このごろは使われないが，かつては医師以外の医療関係職種を薬剤師も含めいっしょくたにして「パラメディカル（医療補助者）」と呼んでいたことがあった。医師中心然とした嫌な言葉である。今，チーム医療の実践とかいって，「患者様（虫酸の走るほど嫌いな言葉であり，敬称をつけるなら患者さんでよいではないか）」を中心に各種のスタッフが医療ケアをする方向も進んでいるようであるが，少しでも意識のなかにパラメディカルという考えがあるかぎり，どこかで破綻をきたす気がして仕方がない。

こういうと，「いや，うちではたいへんにうまくいっていて，薬剤師の先生がアドバイスしてくださるので助かっていますよ」という声が聞こえてきそうであるが，「それは結構なことですが，では全国どこの病院でもうまくいっているでしょうか」とお尋ねしたい。また，このごろは私のようなところにすら，「方針さえ医師が決めたら，あとは薬剤師と看護師にまかせられるから楽になった」というような声もちらほらと聞こえてくる。医師側からすれば，単に都合よく使える家来が1種類増えたという感覚なのかもしれない。また，薬について医師にアドバイスしようとした薬剤師に対し，それまではよくアドバイスを聞いていた医師がたまたま機嫌が悪かったのか，ぴしゃりと「主治医は私ですから！」といわれ，それ以来，何も話すことができなくなったというような話も聞く。どだい，ある患者のある状態における最適と思われる医薬品のアドバイスを薬剤師から聞

いた医師が，また同じことを聞くことはまずなく，先に聞いたアドバイスをもと
に自分で判断するにちがいない。すなわち，ひととおり聞いたら，あとは同じ局
面に薬剤師は必要ないのである。これらの事柄を念頭に入れながら，この項を読
み進めていただきたい。

5.2.1　わが国の薬剤師が置かれた立場

　先にも書いたが，わが国の医療における薬の扱いについては，いまだに江戸時
代の漢方治療を主としたやり方と考え方を引きずっている。医師が薬の専門家で
もあると思われているのも，そこから発生している誤解のひとつである。

　テレビコマーシャルを見ていて，このごろ少々不快に思うものがあった。それ
は，Ｆという企業が「サプリメントと医薬の組合せを医師の監修により調べてデー
タ化している」という話。化学構造を次々に画面に出しての宣伝である。この
ようなことは本来，薬学および薬剤師の領域であり，失礼ながら医師にはこれら
の化学構造を見ながらの調査は，判断どころかおそらく理解もほぼ不可能な領域
だと思う。そして実際に，その判断を中心になってやっているのは薬剤師だと思
うのだが，あえて医師がやっていると医師の名称を前面に出して宣伝している
（安心と信用を与えているつもり）ところに，何ともいえない無念さや悲しみすら
も感じる。

　また，あるテレビ番組で，古くなったシャンプーのボトルにはカビが生えてい
ることもあるから使わないように，という注意を医師が行なっているのを見たこ
とがある。これは本来は薬剤師が説明しなければならないことではないのかと思
い，薬学を専門としない親しい友人にその話をしたら「嫉（そね）むな」と一言いわれて
がっかりしたことがある。私も含む薬剤師に対して，そういう見方しかしていな
いのかと。私は単に「コメントすべき専門職種がちがうでしょ」といいたかった
だけである。薬剤師の仕事と名称が一般の方々によく知られ，信頼できる存在に
なってほしいと強く思っている。

5.2.2　病院や診療所の薬局というのはおかしい表現である

　識者ならご存知であろうが，病院や診療所内に「薬局」という名前の施設を設
けることはできない。診療所内の薬局という言葉はありようがないのである。い
かに大きな病院においても，院内に薬局という存在はありえない。それは，薬局

というのが病院や診療所と同じ経営下にあってはならないからである。よって，病院内で薬剤師が所属し働いているところでは「調剤所」が正しい言葉である。だから，病院内の薬剤師の長は薬局長ではなく，薬剤部長や薬剤課長などと称している。

　なお，ついでながら，病院や診療所の長は医師でなければならないという決まりがある。そこで余計なこととは思いつつも，病院に勤務したいと相談しに来る薬学部の学生には「若いうちは気にならないと思うけど，薬剤師としていくら優秀で業績をあげても病院長にはなれないけどいい？」と現実を話しておく。

　あきれたことに，かつては診療所の片隅に「薬局」などという看板を掲げていたところがけっこうあった。そして，ちょっと古い『広辞苑』（第二版補訂版，1976年12月発行）には，なんと「薬局生」という言葉も出ていたのである。曰く「医院の薬局にいて医師の監督のもとに調剤をする人」とある。これはどんな人を指すのであろうか。薬剤師は医師の監督下に働く立場ではないから，当時の看護婦か家人かであろうか。

　かつては，「美人の看護婦（当時の名称）からもらった薬は効く」などと普通に言われていたこともあった。そして，最近たまたま手に入れた過去に印刷されたパンフレットには次のような挿絵すらあった。それは，診療所とおぼしきところで，「薬局」と書かれた窓口から，看護婦（当時）と思われるナースキャップをかぶった女性が患者に薬を渡しているのである。このような形態や表現を長い間見逃してきた日本薬剤師会や日本医師会には大いなる責任があると思う。

　そのためだろうか，現在においても勘ちがいをしている開業医がいて，処方箋を薬剤師に対する指示書だと思い込んでいる人がいる。処方箋とは患者さんに対する指示であって薬剤師に対する指示ではない（だから当然ながら，患者さんは処方箋をどこの薬局に持参してもよい）ことや，医師と薬剤師の間で指示したり指示されたりという関係がないことは，一般の方にもはっきりと理解し，よく知っていただかなければならないことと思う。私たちにも，このような珍妙な事柄を長年見逃してきた責任がある。

5.2.3　薬剤師と登録販売者

　このごろテレビコマーシャルなどで，医薬品の種類によっては，薬剤師と，2009年に新設された登録販売者とが並列されることが通例となってしまってい

る。法律で決まっているらしいが，このように薬剤師と登録販売者とを並列しているのを見て，薬剤師会はなんとも思わないのであろうか。私は，薬剤師会には，この件に関してもっと怒ってほしいと思っている。

　現在，一般用医薬品は第一類から第三類に分けられ，第一類を除いて登録販売者が扱えるようになったことはすでに紹介した。このことにより，今の一般用医薬品の実に8〜9割が登録販売者でも扱えるようになってしまったのである。テレビ広告では「薬剤師または登録販売者にご相談ください」といっているが，薬について相談相手となるだけの知識を十分に持ちあわせている薬剤師と，一方で系統だった薬学教育も受けていない登録販売者に，同じ相談ができるものなのだろうか。

　また，各種の一般用医薬品のうち，どの医薬品がどのカテゴリー（第一類〜第三類）に属しているのかを知る方は稀であると思う。たとえば，「リアップ」という育毛剤が第一類の医薬品に属し，購入に際して原則として薬剤師の説明を要するという規則はご存知だろうか。一方，第三類医薬品はコンビニでも扱える医薬品であるが，そのうち一般の方々からの要望によって，第二類や第一類の医薬品もなし崩し的にコンビニで扱われるようになりかねない。そうなってしまったら薬局や薬剤師の存在意義は何なのかということになってしまう。

　なぜ薬剤師が第二類〜第三類の医薬品の扱いを登録販売者に譲り渡してしまったことを私が憂えるのか。それは，薬剤師の仕事として，患者さんの持参した処方箋により調剤するのも重要であるが，ちょっとした怪我に使用する絆創膏や整腸薬，虫さされの薬など，いわゆるセルフメディケーションにかかわる多くの医薬品を扱い，これらを求める人の相談にのり，セルフメディケーションの域を超えていると感じたら医師の診察を受けることを促したりすることも大切な仕事であると思うからである。

　ここで言いたいことは，開業医が血圧の測定や風邪の診断などを放棄したりしないのに，なぜ薬剤師の方はいわば飯の種であるセルフメディケーションの部分を，登録販売者なるものに許してしまうことによって放棄してしまったのかということである。信じられないことである。もちろん，これらの事柄は，薬剤師会が許したのではなく，儲けを第一義に考えている勢力の圧力に屈したことは知ってはいるのだが。

　少なくとも，登録販売者は「薬剤師の指導・監督のもとに」仕事ができる立場

にしなければならなかった。薬剤師に求められるのは，医薬品のそれぞれをよく知っていることと，患者への対応，そして種々のセルフメディケーションに対する相談と医薬品や衛生用品の選択である。いずれにせよ，あらゆる医薬品の管理は薬剤師のもとになされなければならない，ということは強調しておきたい。

5.2.4　チーム医療という幻想

　今，チーム医療ということがいわれている。チーム医療とは，患者さんを中心に医師や看護師とともに検査技師や薬剤師が連携して治療にあたるというシステムらしい。しかし，このシステム，うまく機能していくであろうか。私は「主治医」などという言葉のあるかぎり，少なくともこのチームへの薬剤師の参加は難しいというよりも，今のままでは無理があるし種々の面で危険だとも思っている。

　医師どうしが連携してチームとなって看護師たちとともに医療にあたるのなら，チーム医療も理解できる。しかし，このごろは薬学部においても医師と共通の土台をもつようにと，実習のなかに「フィジカルアセスメント」（身体診察技法）や「バイタルサイン」（心拍数・呼吸（数）・血圧・体温の4項目）といって，患者の血圧測定などの実習もあるらしい。しかしながら薬学は現況では，あくまでも"もの"の専門家としての矜持をもつべきで，患者の身体にかかわることにはかかわらないほうが賢明であると思う。このまま突き進んでいけば，医師たちあるいは看護師たちすらも，薬剤師をミニ医師あるいはミニ看護師として，医薬品の知識もある新たな手足としようとしはじめるのではないかと危惧する。この段は十分に気をつけなければならない事態である。私は，医業と薬業は利害的にはもちろんのこと，精神的にも単純に連携してはいけないと考えている。

　チーム医療の現在と将来に不安をいだいているのは私だけではない。別の形だが，『AERA』2014年8月18日号（pp.17-19）で「医師権威主義　薬害死を招く」として特集しており，そこにはチーム医療を阻む「壁」として，医師の権威主義がもたらす「チーム医療」の欠如があることを指摘している。

　このチーム医療という形がクローズアップされたのは，1993年に起きた帯状疱疹治療薬の「ソリブジン」事件による。この医薬品による重篤な副作用により，短期間の間に16人が死亡したのである。その原因はソリブジンとフルオロウラシル系の抗がん剤との相互作用であった。臨床試験段階でこの2つの医薬品を併用すると，白血球が急減して死亡した例があったため，添付文書にも「併用投与

を避けること」と明記されていた。あきれたのは，医師の医薬品に対する知識のなさだったという。しかも添付文書を読まなかったり，目を通しても併用投与を避けるとの注意書きを読み飛ばしていたなどと平気で答えていたという。このことひとつでも，すべての医師が医薬品の使い方をよく把握して治療にあたっているわけではないことがよくわかる。しかも結局はこのような場合，罰せられたり，非難を浴びたりするのは製薬会社なのである。

　それでも，『AERA』の記事によれば，法律によって医師だけに処方権が与えられており，絶対的優位に立つ医師たちは，「主治医」などと称して，医師こそが医療の中心という文化が根強く，他の医療職種の頂点に立ったつもりで根拠のない権威をふりかざすことが多々あり，すでに「チーム医療の必要性を訴える声も，次第に消えている」という。その理由は種々あろうが，大学病院の医局を中心としたヒエラルキーがなかなかチーム医療を受け入れないからともいう。そういえば，大きな病院には医局（医師の居場所）はあっても，薬剤師の居場所としての薬局は前出の理由もあり，当然ながらない。病院にあるのは作業場である調剤所であり，その窓口は1階の事務部門わきに置かれることが多く，調剤をする場所は窓もない地下にあることも多い。

　この状況下，その後，抗がん剤の「イレッサ」による薬害が起きた。すなわち，添付文書で注意が促されていたはずの間質性肺炎により，4カ月で80人を超える死者を出すことになったのである。さらには，2014年には東京女子医科大学において「プロポフォール」事件も発生した。すなわち，小児に使用することは禁忌となっている麻酔薬プロポフォールを2歳の男児にICU（集中治療室）で大人の2倍半の量を使っていたという。あきれたことに，ここでは5年間で63人の小児に対して使用していたという。ここではチーム医療を標榜していたらしいが，薬剤師の参画はまったく機能していなかったという。ちなみにプロポフォールとは，かのマイケル・ジャクソン（1958-2009）がその中毒で死亡したとされる医薬品である。

5.2.5　ある実習教育で疑問に思ったこと

　これはチーム医療というよりも，薬剤師の立場についてのことである。現在の薬剤師の大切な役割のひとつに，「疑義照会」というものがある。処方箋の記載について不備な点や誤りの疑いのある場合には，薬剤師は処方箋を書いた医師に

対してその点を確認する義務がある。その手段としては電話を使用することが多いので，そのやりとりについて学生に練習させるという実習が行なわれているのである。

　学生は薬剤師役と医師役となって電話で話をするわけであるが，その作法について耳にしたことでとても気になることがあった。それは何かというと，もちろん処方箋に疑問をもったのは薬剤師のほうであるから，薬剤師から医師に電話をするわけであるが，疑義照会が終わったあと，医師のほうが電話を切るのを待って電話を切りなさい，と教えているらしいのである。通常の電話の作法では，電話をかけたほうが電話を切るのを待って，それから電話を受けたほうが電話を切るのが常識である。ということは，もし医師のほうに電話をかける際の常識があれば，疑義照会をしてきた薬剤師からの電話をいつまでも切れないことになる。

　なぜこんな常識をはずれた教育をするのだろうと思っている。何かの遠慮をしているのかもしれないが，何の遠慮がいるものか。プロフェッショナルどうし，お互いにお互いを尊重しあい，丁寧なやりとりをすればよいだけなのである。

　実は，この話にはちょっとした裏もある。それは，私の耳に入ってきたある事柄が存在することである。それは，疑義照会のときには薬剤師のほうが下手に出ないと，医師側から調剤薬局のほう（経営者や薬局長）に文句が出ることがある，というのである。

　疑義照会とは患者さんのためにやるものである。医師の側もまちがいが起こらないように確認を受けるわけであるから，むしろ感謝されるべきである。それなのに，はなはだしい場合には医師の側からいわゆる門前薬局のほうに「疑義照会の仕方が無礼なのであの薬剤師を辞めさせろ」というような圧力のかかることがあるという。何をか言わんやである。

5.2.6　医療薬学に疑問をいだいた日

　それは私が大学院初学年の学生のときの話であるから，1970年代のことである。まだ斬新であった臨床薬学を標榜する，当時Ｋ大学医学部の助教授（医師）をされていた方の講演会に出たことがある。私はそのころには，だんだんと薬学や薬剤師にも興味をもちはじめ，臨床薬学も今後おもしろいのではないかと考えだしていた。このＫ大学の先生の話は確かになかなかによいことも言っておられ，「臨床薬学も今後おもしろいかもしれない」と思わせるものであったが，ある2

つの言葉で私の気持ちは萎えてしまった。医師側の本音が出たところで，私としてはこの領域への期待は完全に消えたのである。

　何という言葉であったか。それは，その先生が臨床薬学を標榜するようになったきっかけの話であり，薬学の修業年限が医療職のなかでは4年（当時）と長いことに言及したときであった。曰く，「医師を養成する医学部の就業年限がいちばん長いのは＜あったり前＞だけど，それに次いで修業年限の長いのが薬剤師養成の薬学部であり，このような長い修業年限を経た薬学出身者を＜活用＞しない手はないと思った」。

　この先生の＜あったり前＞と＜活用＞という言葉は，今でも私の頭の中で響いている。まさに私にとっては「なんだこりゃ」の言葉たちであり，この医師権威主義と傲慢性を象徴するような言葉で，私にとってはその先生が医療薬学をどのように展開したいか，の根性が見え透いた気がした。要するに「新しい家来」をつくりたかっただけなのではなかったか。この先生は若くして亡くなってしまった。死者に鞭打つ気持ちはさらさらないが，私の学生時代のちょっとほろ苦い思い出である。

5.2.7　薬剤師とバイタルサイン

　薬剤師たちはいったいどこに自分の主体性を見いだすかを，常に十分に考え続けなければならない。このごろは，バイタルサインのチェックができるようにと聴診器を使っての実習もやるようになっているらしいが，これでは，ぼんやりしていると看護師の下請けになりかねない動きと思う。言わずもがなであるが，病院内での看護師の力は大きい。このまま進めば，院内で薬剤師が看護師に「ちょっと，ぼやっとしてないで，あの患者さんの血圧を測ってきて」などとどやされる日が来るかもしれない。

　さらには「アメリカでは薬剤師が予防接種の一部をできるらしいので，わが国でもやれるようにしたらどうか」と考えている方もいるようであるが，私はやめたほうがよいと思っている。薬剤師は「もの」の専門家であって「からだ」の専門家ではない。安易に予防接種に触手をのばしたりしたら，「医師の指導・監督のもとに」という条項が入れられたりして，完全に僕化してしまいかねないからである。そうなれば，薬剤師の独立性が担保されなくなる。

　先日，ある薬局の待合室に掲示してあった「調剤報酬点数一覧表」なるものを

見ていて，すでに危険を感じた。どんなものが点数が高いのかと見てみると，そのなかで2番目に高いのが「在宅患者訪問薬剤管理指導料」（650点）とある。その説明には「医師の指示に基づき患家を訪問し，薬学的管理指導を行った場合。原則16km以内に限る」（傍点は著者）となっているのである。明らかに，ここにはもうすでに「医師の指示に基づき」とある。本来，医師と薬剤師の間に上下関係はなく，どちらかがどちらかに指示したりする関係にはないのに，このようなところからじわじわと上下関係が構築されようとしているのかもしれない。甘い言葉や多少の金銭につられてはならないと思う。そのためにも，私は薬剤師がもっと金銭的に豊かになるべきだと考えている。

　繰り返しになるが，以上のような事柄には十分に気をつけなければ，場合によっては薬剤師の主体性が失われかねない事態である。先にも述べたが，処方箋を医師から薬剤師への指示書と勘ちがいしている医師もすでにいるのだ。さらには，江戸時代までの漢方医療をいまだに引きずっているのか，薬剤師の仕事は，本来は医師の仕事である調剤の代行である（これを「医師の代行調剤」という）と考えているとんでもない勘ちがい者もいるのである。ゆめゆめ油断してはならない。

5.2.8　薬剤師としての矜持をもとう

　薬の専門家としての薬剤師の職能があまりにも軽くみなされていることが多いと思う。たとえば薬剤師の大切な職務のひとつに「服薬指導」というものがあるが，医薬品を服薬するということはからだに変化を与えることであり，ちょうど外科手術を受けるようなものである。外科手術の前に受ける説明と何ら変わることがない。患者さんや家族は，外科手術前の説明はしっかりと聞くことと思うが，同じような気持ちで服薬指導もしっかりと聞いてほしいと思う。

　薬剤師の先生方，あるいは各地の薬剤師会にもあえて苦言を呈したいことがある。インフルエンザの流行などのとき，薬局と思しきところがテレビに映ることがしばしばあるが，そのときに出される「薬局店主」とか「薬局店員」とかというテロップの表現はいかがなものか。薬剤師が出演しているなら，いずれにせよ「薬剤師」とすべきであろう。出演しているのが本当に単なる店員だったら，薬局店員（この表現もいかがなものかとは思うが）あるいは薬局の従業員という表現もいたしかたないところもあろうが，もしその場に薬剤師がいれば彼（あるいは彼女）が出演を買って出るべきである。そのためか，オープンキャンパスにおけ

る受験生とその家族との面接の際，受験生の父親に「6年間かけて『マツモトキヨシ』の店員養成ですか」と皮肉っぽく言われたこともある。マスコミには，薬局店主とか薬局の店員という表現はやめてもらい，もっと適切な表現をさせるべきであると思う。

　一方，薬剤師と思われる方が，白衣は着用していたものの，その下に駱駝のシャツみたいなものを着用した姿でテレビの画面に登場しているのを見てびっくりしたことがある。かつて，ある薬剤師会の雑誌で，「薬剤師でない人のほうがきちんと白衣を着用している」と自嘲気味に書いている記事を見たこともある。また，ある薬局で薬品で汚れた白衣を着用している薬剤師を見かけたことがある。薬局は実験室ではなく，相手のある仕事であることを自覚しなければならない。薬剤師は必ず清潔な白衣とネクタイ（あるいはそれに準じた服装）は離すべきではないと思う。これらのようなことはただちになんとかしないといけないと考えなければいけないし，改革は簡単なことである。

　また，今の薬学生は5年生のときに約3カ月にわたる薬局実習を受けなければならない。そこで，学生の実習をお願いしている薬局に挨拶に伺うことがあるのだが，薬剤師がカウンターと調剤室の間をやたらと忙しく動きまわっているように見えるところがあり，けっして見栄えのいいものではない。おそらく忙しく動きまわっているように見えるのは動線がよくないなどの問題もあろうが，忙しく振る舞うようにさせられている感じがしないでもない。薬局は，そして薬剤師は，もっと落ち着いた信頼感ある雰囲気をつくり出さなければならないのではなかろうか。近年，どうやら調剤の時間の長短のみが調剤薬局の善し悪しだというような評価が歩き出している感じがあるが，こんな点だけで評価をされていることはいかがなものかと思ってしまう。本当に必要なのは早さではなく，信頼感だと思うからである。

　さらに，学生が自分の指導薬剤師の先生を「○○さん」と呼んでいることがあることも気にかかる。薬局への訪問指導の際には，指導薬剤師と学生と私の3人で話をする機会があるので，私はそのようなとき，会話に必ず「○○先生」と入れることにしている。薬剤師のなかには「先生と呼ぶなよ」という方もいらっしゃるようだが，薬剤師の「師」の字はすでに「先生」の意味であるし，薬の専門家の矜持があるなら，先生と呼ばれなければならない。ましてや学生にとっては自分が指導を受けている方である。

　この点で，おそらく組織がらみできちっとしていると思ったのが，理学療法士の世界である。必要があって家内が入院中の病院で理学療法士を紹介されたとき，紹介者の理学療法士の方が「こちらが理学療法士の〇〇先生です」とはっきりと紹介したのである。その後，家内は自然に〇〇先生と呼んでいた。薬剤師の先生方，遠慮なんぞまったく不要ですぞ。見習ってみてはいかがであろうか。

　テレビ番組で「働き過ぎ」についての報道がなされた際，ある薬局でお互いに休みをとれるように，仕事場における業務の共有をしようということで，薬剤師が事務職員と仕事を共有し，お互いにできるところを代わりにやるようにした，という話があった。一見美談に思える。ただ，薬剤師が事務職員の仕事を理解し，それを全般的に代わってやることはもちろん可能である。しかし，その逆は不可能である。薬剤師しかしてはいけない業務が多くある。この業務分担は，薬局の経営者や事務職員にとっては都合のよい方法である。しかし，何のための事務職員なのか。こういうことが常態化してしまうと，逆に薬剤師の方だけが一方的に仕事が押しつけられ忙しいことになってしまう。できるのはわかるが，事務員が射る場合，薬剤師がレジ打ちしたりしていてはいけないと私は思っている。矜持を保つ必要があるということである。

　また，別途気になることがある。薬剤師としてイラストに描かれる人はたいてい若い（しかも女性が多い）のである。薬剤師が年齢を重ねて，さらに風格の出るような立場にならなければいけないなと思わされるときである。細かなことを気にすると思われるかもしれないが，「塵も積もって山」である。小さなことからでも今後なんとか良いほうにと考えないといけないと思う。さらにいえば，薬剤師が経済的にも時間的にもゆとりのある存在となり，地域のボランティア活動の中核となれるような余裕ももてるようになってほしい。そうあるべきだと考えている。

5.2.9　薬剤師養成への誤解

　ご存知のように，薬剤師は通常の理系大学よりも2年間長い6年間の学業を修めたのち，国家試験に合格しないとなれない。しかし，ある写真屋の店員さんに「薬剤師って高校卒でなれるのですか？」と聞かれてびっくりしたことがある。「とんでもない。大学も普通より長い6年間通わないと薬剤師国家試験の受験資格すらないんですよ」と丁寧に説明したら驚いていた。このように，一般の方々

のなかには，薬剤師が大学で薬に関する長い学業を経てようやくなれる専門家であるということを知らない人もいるようである。

　最近ある本をのぞいて愕然とした。大学教育について述べたそこに何と書いてあったかというと，「多くの人は，美容師になったり，薬剤師になったり，カフェや雑貨屋を経営したりしたいだけなんだから，そんな人には小難しいことを教えてもあまり意味がないし，そもそも授業を聞いてもわかんないだろう」とあったのである。まあ，あとがきに「裏付けが不足していたり，推測や伝聞がおおかったりするが，…」ともあるから，筆がすべったのかもしれないが，この表現はあんまりだと思った。私は別に他の職業を低く見る気持ちはまったくないのであるが，薬剤師，そして薬剤師になるためにはかなり高度な学問を長期にわたって修めているということを一般の方によく知っていただきたいものだと思った次第。あらためて言っておこうと思う。薬剤師は医療職唯一の薬の専門家なのである。

5.2.10　漢方に対して薬学はどういう立ち位置をとるべきか

　すでに述べたが，江戸時代までの日本における医療の中心は漢方医学であった。しかし，明治政府は西洋医学を導入し，わが国における漢方医学は教育の面からも医師という資格の面からも消滅した。しかし，日本人のなかには，漢方診療に対する信頼感が強く残っていた。ただし，漢方薬と民間薬の混乱も起こって，今日に至っている。すなわち，「ゲンノショウコという漢方薬を飲んでいる」といったようにである。ゲンノショウコはわが国固有の民間薬であり，漢方薬ではない。漢方薬とは，漢方医が診断をして「証」を決め，この「証＝服用すべき漢方薬」となるのである。わずかな例外もあるが，漢方薬は一般に複数の生薬の混合物である。

　わが国では，漢方診療や漢方薬は長年の間，公式な医療には用いられなかったが，1967年，当時の医師会長であった武見太郎氏（1904-1983）の働きかけによって，まず4種類の漢方薬が健康保険に認められた。そして，1976年，時の厚生省は漢方薬を認可した。42処方，60品目が導入され，保険薬として収載された。今では逆にあまり信用を得られない言い方かもしれないが，当時は何しろ「中国4000年の歴史のあるものであり，長年のいわば人体実験を経たものである」からと，新たな試験すら科すことなしに承認されたのである。

　漢方診療では，漢方医が問診や触診などをして診断をし，「証」と呼ばれるも

のを決め，このことで服用させる漢方薬を決めることはすでに述べた。だから，漢方診療は診断と調剤が一体のものである。そこで漢方薬を調合するのも漢方医だったのだが，場合によってはその調合は漢方医の指示のもとに見習いが調合したのであった。見習いはいわば漢方医の見習いであり，漢方医の指示に従って漢方薬の調合をしながら診断方法を見習い，やがて漢方医となっていったのである。

　この形態が西洋医学の伝来により，奇妙な医薬分業となってしまっている。わが国には漢方医というのはいないから，一般には漢方に興味をもった西洋医が，漢方薬を西洋医学による診断ののちに漢方薬を処方し，その処方箋を持参した患者さんのために薬剤師が漢方薬を調剤するという形態となっているのである。そこに，薬剤師が江戸時代の漢方医の見習いの姿と重なってしまうのだからややこしい。漢方診療に長年どっぷりとつかっていた日本人は，あたかも薬剤師が医師の代行として漢方薬を調剤しているように見えるかもしれないが，事情はまったく異なるということをぜひ理解しておいていただきたい。漢方診療を西洋医学の現場に持ち込んだゆえ，きわめて珍妙な形態となってしまったのである。それゆえに，今のままでは一般の方の薬剤師のイメージが，漢方医の見習いとして薬研（生薬をすりつぶす道具）を使って薬を調合している立場と思われていくような気がしなくもない。すなわち，意地悪く見ると，漢方診療の現代医療への導入は，医師と薬剤師の関係性に何かを持ち込もうとした結果のひとつかもしれないと勘ぐりたくもなるのである。

　それでも漢方診療では，いわゆる「不定愁訴」といって，西洋医学的診断では何ら問題は見つからない，すなわち診断がつかない患者に対しても，処方（本来は「証」であるべきだが）が示せるというのはとてもよいことであり，実際に漢方薬の服用によって好結果を得ている例も多いという。

　実は漢方薬に用いている「漢方」処方用薬であるそれぞれの薬用植物や生薬については，薬剤師は薬学教育のなかで十分に知識をもっているのに対して，医師のなかでこのような知識をもっている人はごく少ないと思う。そのためか，薬剤師のなかには漢方診療にたいへんに興味をもっている人も多い。特に治療にも興味をもちつつ薬学分野に入り込んだ人は，患者さんの様子を伺ってそれに適応する漢方薬を選んであげるということはその欲求を満たすことにもなっているものと思う。ただし，薬剤師は患者の身体に触れたり診断したりする行為はできない。これは当然のことであり，逆に医師は業として調剤する行為はできないのと同様

である。私は，漢方は漢方医学あってのことで，漢方診療は医学の領域であると考えている。ただし，漢方診療に使われる漢方処方用薬についての知識，すなわち，その原料となる薬用植物やその有効成分，危険な可能性のある成分などについての知識をふんだんにもっているのは薬剤師である。

　漢方薬が再び使われるようになったことで，薬剤師がそこに活路を見いだそうとしたところもある。漢方における「証」は場合によっては，触診を経ないでもいわゆるインタビューのような形だけで服用する漢方薬がかなり決められるからである。

　しかし，漢方とは本来，診療と投薬が一体となった医学であり，診断が重要な場面となる。ということは，漢方はその主たるところは医学領域のものであるということである。触診を含めて漢方診断がなければ正確な処方，すなわち「証」の決定は不可能である。このことを忘れてはならない。薬剤師のなかには，患者の身体に合法的に触れることができるようにと「柔道整復師」の資格を取得するような涙ぐましい努力をされる方もおられるようであるが，いくら身体にさわれるようになるとはいっても，もともと診断は薬剤師の仕事ではない。そして，漢方診療は漢方診断があってのものであることを忘れてはならない。すなわち，薬剤師は，漢方薬に使用されている生薬についての知識は十二分にもっているが，診断の知識はない。よって，漢方医療においても診断は医学領域の業務であるということをはっきりと申し上げておきたい。

　なお，いわゆる漢方薬に使用される生薬（漢方処方用薬）について，いかなる近代化学的な知識をもっていても実際の漢方診療には役立たないことも事実である。一方，わが国では漢方医を養成する医科系の大学はない。すなわち，わが国では正当な漢方診療の教育を受けた専門家による診断と治療はどこでも行なわれていないということになる。ただし，漢方治療に関する講義はほとんどの医学部で行なわれているという。

　以上の状況を踏まえ，今後，薬学はどのように漢方診療と関係をもつのかを熟慮していく必要があると考える。また，薬剤師会も，漢方診療に関して今後いかに対応していくべきか，早急に方針や考えを明らかにしておくべきと思う。

5.3 ┃ 医薬分業の重要性

　医薬品は商品である一方，私たちの身体に何らかの変化をもたらすことをその性質としてもっている。もたらした変化が都合のよい場合には医薬品が薬としてはたらいたことになるが，もしも不都合なことが起こったら，その医薬品はたちまち毒となる。よって，医薬品は安全であるべきであるが，一方ではいつも危険性もはらんでいる代物ということになる。このような特殊な性格をもつ商品である医薬品を扱うプロフェッショナルが薬剤師なのである。

5.3.1　薬は不正なものになりやすいものである

　病いをかかえた人は心も萎えていることが多い。よって，いかがわしい宗教や治療にかかわってしまったりすることもままあるわけである。なお近年，いかがわしい治療や投薬を指して「民間療法」ということがあるが，民間療法のなかにも誠実で確かな効き目の期待されるものもある。そして，いわゆる民間薬のなかにはその効果が確実であることから，「日本薬局方」に掲載されるようになったものもある。だから，「いかがわしい治療＝民間療法」という使い方はしないでほしいと思う。

　さて，病いにかかわるくすりについてであるが，昔からくすりはよほどしっかりと規制をしなければ必ずやいかがわしいものになりがちであるといわれる。おそらく彼の地では規制がしっかりとしておらず，よほどいいかげんな「医薬品」が横行しているのであろうか。現在，中国からの観光客が日本の薬は信頼できるといって爆買いしているという。

　かつてわが国では，何の効果もないと思われる植物を「万病の薬」と称したり，はなはだしいことにはいかがわしい宗教の教祖の入浴した風呂の湯が「薬」とされたりしたことさえあった。よって，薬については国家が厳正な審査をし，その認可を得るようなしばりの必要があるわけである。そのため現在，わが国で医薬品として正規に流通している中身についてはまず問題ないと思ってよろしいかと思う。ただし，その使い方については話が別である。いかに純正な医薬品が生産され流通しているとしても，使い方がまちがっていれば問題である。昔からくすりというものは誰が扱っても不正に陥りやすいといわれていることを再度肝に銘

じてほしい。だからこそ，薬剤師という，薬についての知識をしっかりともち，国家資格を有する立場の人が必要なのである。

5.3.2　医薬品という商品

　医薬品は対価を得られる商品でもあることには注意が必要である。かつては医薬品の仕入れ値と保険で決められた薬価（国が定めた医薬品の公定価格）の差が大きく，俗な言い方をすれば，医薬品を大量に患者に出すことによってかなりの利益が得られた。かつて，その時代には開業医（と彼らを代表する日本医師会）が医薬分業をしたがらなかった大きな理由の一つである。そして自分で処方箋を書き，自分のところで薬を出すわけであるから，うがった見方かもしれないが儲けの大きい医薬品（仕入れ値が安く，薬価の高い医薬品）をどんどん出せば，その儲けははかりしれないものとなった。しかも，だぶつきそうになった医薬品を処方に入れれば，在庫も消化できる。患者の側もかつてはある年齢になると医療費が無料だったりしたから，「あの先生はたくさん薬をくれる」などと言って大量に薬を出す医師が重宝されたのである。

　もとより，緊急的あるいはやむなく医師が直接医薬品を患者に使用しなければならない場合はある。治療に常に使用している消毒剤や緊急時の医薬品などである。これらの扱いは特例として認められているし，やむを得ないことである。しかし，この特例を広く解釈して，あらゆる医薬品を自分のところで扱う体制となっていたわけである。開業医たちは製薬会社から安く仕入れた，あるいはおまけとしてただでもらった医薬品までを患者に売りつけ，経済的には薬で儲けて，わが世の春を謳歌する人たちも多くいたことはご存知のとおりである。

　その後，事情は変わった。国の方針により，薬の仕入れ値と薬価の差がほぼなくなり，薬そのものの販売では儲けを出せなくなったのである。そのため，医師は処方箋だけを出して処方箋料を得て，薬剤師は調剤料をその主な収入とすることになった。いわば，この状況となって医師の側は，差益で儲けることのできなくなった医薬品をようやくいわば放り出したのである。すなわち，政府が医薬品の仕入れ値と薬価の差益をなくし，さらに処方箋発行料を上げることによって，ようやく医薬分業らしい体制に医師側が動きはじめたことになる。

　本来，薬剤師は調剤の一部として，医薬品の管理も仕事のうちであるから，医薬品の仕入れ値と薬価の差から利益を得てもよい立場にある。ここでも十分な収

益が得られるならば，薬剤師の立場をよりよくし，ひいては患者の利益にもなったことと思う。すなわち，薬剤師には，医師の診断を必要とすると感じた患者には簡単に医薬品を販売することなく，躊躇なく受診を薦めることができたり，ボランティア活動にも積極的に参加してその存在と働きを知ってもらったりする経済的余裕もできたことであろうが，いわば旨味がなくなってしまってから薬が薬剤師の手に戻された形となったことはまことに残念なことである。

5.3.3　医業と薬業との分離がなされないときの弊害

　医業と薬業の分離がなされないと，どうなるか。現在の法律では，診断や薬の処方は医師の仕事となっており，調剤は薬剤師の仕事となっている。しかしながら，医師が自分で診察している患者にかぎり，特例としてやむを得ず医薬品を供与してもよいことになっている。しかし，これはあくまでも特例である。しかしながら，これまではこの特例のほうが闊歩しており，患者のほうも長い漢方医療からの習慣からか，薬は医師から得るものと思ってきた。もちろん，医師が診療や緊急の治療に使用したりする薬についてはこの特例が必要であろうし，利用できる範囲に薬局のないようなところではやむを得ず診療所などでも薬を扱うことになろうが，医業と薬業の兼業はかなりの問題をはらむ習慣であるといわざるを得ない。

　たとえば，こういう薬の流通を当たり前のこととしてしまうと，医業を営むものが自分の仕入れた薬がだぶついたら，必要もないのに自分の患者に服用させてしまう恐れもある。また，作用は期待されないものの，どういう患者に服用させても悪い影響はまず出ないであろう代物を誰にでも服用させてしまう（結果的に売りつけてしまう）可能性だってある。医業だって商売である。儲けの出るような方策を考えるのは当然である。

　はなはだしいときは，投薬する薬をまちがえて患者を死亡させるという事態が起きても，その顛末が隠蔽されかねない。医師はその患者の適当な病名による死亡診断書を書き，手元にある投薬した薬の記録を改竄したり抹消したりすれば，この投薬事故は闇に葬られることになる。2016年7月から8月にかけて，横浜の大口病院の4階病棟のみで48人の患者が亡くなった。その原因は，点滴に界面活性剤が混入されていたためであることがわかったが，短期間にこれだけの患者が亡くなっても，犯罪がしばらく露見しなかったのである。いったい死亡診断書の

死亡原因は何と書かれていたのであろうか。そして，このうちの何人が点滴への界面活性剤混入で亡くなったであろうか。この事件については，まだ，その後の顛末が明らかにされていないが，真実が明らかになることが待たれる。

　ヨーロッパで医薬が分業されている根拠に「死亡診断書を書く手で薬を調剤してはいけない」という言葉がある。こんなことを言うと，患者たちから「お医者様（虫酸が走る言葉である）がそんなことをするはずがない」とのお叱りを受けるかもしれないが，医師だって人間であり，まちがいも起こせば，商売を繁盛させたい欲求もあり，また自己保身の本能もある。一方で，薬剤師のほうには当初から，医薬品の一部は処方箋を持参しない患者に交付することができないというしばりがある。こちらのほうはわが国でも昔から厳格に守られているわけで，どうにも不公平な事情があるのである。というわけで，世界の先進国では「医業」と「薬業」とのはっきりとした分業は当たり前のことなのである。

　以上述べてきたように，医業と薬業の分離は，患者さんの健康を守るためにも，システムとして絶対に必要なのだということを理解していただきたい。そして，薬剤師は医療職のなかで唯一の医薬品の専門家であり，薬業の責任者としての矜持を常に持っていただきたいものと思う。

5.3.4　医者好きの薬屋嫌い

　最近，医師から発行された処方箋を薬局に持参して薬剤師に調剤してもらうのは二度手間で面倒なので，薬は診察を受けたところでもらいたい，という意見が出はじめているという。また，薬は最高学府を卒業した人（医師のこと）からもらいたい，という新聞の投書を見たことがある。どうやら投稿者は，薬剤師も最高学府を卒業していることをご存知なかったようである。要するに，医業と薬業の分離の必要性がまったくわかっていないのである。

　世の中には，やたら医者好きの薬屋嫌いという人種がおり，たとえば，ある薬の副作用情報が出ると，何でもかんでもそれをつくっている製薬会社を悪者にして，それを使っている医師は悪くないと言う。しかし，たとえば，自動車事故を起こしたら，その車によほどの欠陥のないかぎり，悪いのはその車の運転手であり，自動車の製造会社ではない。スモンのときも，何でもかんでも製薬会社に責任を押しつけ，大量のキノホルムを投与した医師の責任は問われていない。医師の側は口をぬぐって知らぬふりをしていたのを，私たちはしっかりと見てきたは

ずである。もとより，裁判を闘う手法として，相手を個々の開業医などとするよりも製薬会社としたほうが有利であり，製薬会社のほうは初めから分が悪いということはある。

　薬剤師は，このような意見に対して，合理的なかつわかりやすい説明ができるようにしておかなければならない。現在，わが国のほとんどの医薬品は，製薬会社によってきちんとした剤型にされていて，それらの医薬品の信頼性はきわめて高い。だから見方によっては，薬剤師の仕事があたかもそれらを棚から出して錠剤やカプセル剤を数えることだけに思えるかもしれない。このような仕事だけであれば，表面上だけを見れば機械でも素人でもできることである。実際にここまでの作業はパソコン操作とロボットでできるようになり，実際に応用している薬局もある。

　しかし，錠剤やカプセル剤が単なる白い粒や紅白のカプセルではなく，それぞれは，独特の作用をもっている医薬品であること，そして，各医薬品についてのしっかりとした知識をもっている医療職は薬剤師だけであることを忘れないでほしい。各医薬品は使い方により，身体をよい方向に導くこともあれば，とんでもない困った作用をおよぼすこともあるのである。医薬品を交付する際には，患者さんやその家族などとの会話により，身体が快方に向かっていることをともに喜んだり，芳しくない作用の出ている際には医薬品の何らかの副作用のためではないかと判断をめぐらすことが必要となる。ある特定の医薬品を服用している患者が似たような不都合を訴えているというような場合を見極めることは，機械や素人にはできない。場合によっては，しかるべき機関への報告の必要も出てくる。

5.3.5　非常時の医薬品供給

　薬剤師の側も患者を味方につけられるような立場をつくりあげる不断の努力が必要である。たとえば，地震や津波，大火事のような大災害の際にまず困るのは，紙おむつや女性の衛生用品やちょっとした医薬品類であり，本来，薬剤師の活躍が大いに期待される場である。ちょっとした切り傷や虫刺され，お腹の調子が悪い，鼻づまり，頭痛などといったことに，人類は実に効果のある医薬品を見いだしてきて使っており，これらの不快な症状から逃れられるのである。実際に，2011年の東日本大震災の際には，薬剤師が大活躍したことが伝えられている。

　災害時に困るのは，避難してきた人たちが常時服用していた薬がわからないこ

とである。薬を持ち出せなかった患者さんが，服用していた医薬品名を正確に覚えていることはまずない。あらたに医師の診察を受けて処方箋を発行してもらうのが筋であるが，非常時にはこのことはたいへんに困難である。現在，お薬手帳が発行されており，2011年3月11日に発生した東日本大震災のときにも大いに役に立った。お薬手帳があれば，非常時でも新たに処方箋を得ることなく，患者さんたちは薬剤師に当該医薬品を調剤してもらうことができたのである。しかし今後，お薬手帳がなくても，本人確認ができれば調剤できるようなシステムの構築が望まれる。私案であるが，このような大災害の際に何とかなるように，患者の処方箋の写しは常に中央管理されるようなシステムになればいいと思っている。このようなことは，個人情報の最たるもののひとつであろうが，中央で管理することにより，副作用情報の管理もできるし，大災害のような場合には例外的に中央管理されている処方箋データを引き出し，服用期間内であれば医師の新たな処方箋発行を待たずに調剤できるようにすべきであろう。また，道路の寸断などで孤立化してしまった地域への医薬品の配送には昨今話題のドローンが活用できようし，中央管理にはまさにマイナンバーが役立てられるはずである。

5.3.6　門前薬局の弊害

　現在，医薬分業といっても，いわゆる門前薬局という形態が多い。この形態を世間では「医院前のプレハブ小屋仕事」と言っているのを残念に思わなければならない。本来，このように近くにあっても，疑義照会などを除いて，医師と薬剤師は経営に関することや医薬品の発注などで連絡を取り合ってはいけないのであるが，実際には何らかの関係もあるようだ。なぜ連絡を取り合ってはいけないのかはこれまでの話でわかっていただけると思うが，たとえば次のような会話が医師といわゆる門前薬局の薬剤師の間で交わされたらどうであろう。せっかくの医薬分業が患者の利益にはまったくつながらないことになる。

　医師「いつもお世話になっています。こんど，○○という薬を処方することが多いと思うので，おたくの薬局で用意しておいてくれませんか」
　薬剤師「了解しました。○○ですね。さっそく発注しておきましょう。ところで，先生が前によく処方されていた□□がこのごろさっぱり出てこないのですが，この医薬品の使用期限がまもなく切れそうなので，処方を出してくれるとありが

たいのですが……」

　医師「了解しました。適用できそうな患者を探してみましょう。実はさっきの○○は置いてない薬局が多いけど，私の先輩が開発にかかわったので，出さないと先輩からお叱りをうけそうで……。患者には受付でおたくの薬局に行くように言わせますからよろしくお願いします」

　医師と薬剤師が医薬品の使用について相談するというと一見美談のように思えるが，上記のような相談がなされていたら患者の利益にはまったくならない。政府は今後，2025年か2035年をめざして門前薬局をなくす方針を決めているようである。そして，これまでは門前薬局を展開することを第一義としてきた調剤薬局チェーン店も，方針を変えはじめているようである。その理由ははっきりと理解していただけると思う。

5.3.7　期限切れ医薬品処理事件

　医師が独断でやった事案であるが，期限切れ医薬品の処理についての事件が起きた。2017年3月に明らかにされたことである。広島県福山市の福山友愛病院（ベッド数361床）において，2016年，統合失調症などの患者に使用期限の切れたパーキンソン病治療薬が過剰に投与されていたことがわかった（時事通信，2017年3月17日付）。代理人によれば，この投与を決めた医師は「在庫表で使用期限が迫っているという認識があった」と話しているという。この医師とは病院を運営する医療法人，紘友会理事だったK.S.医師。この医師は2016年11月28日から12月7日にかけて，統合失調症などの6人の患者にパーキンソン病治療薬「レキップ」の錠剤を看護師に命じて投与，うち1人は嘔吐し体調を崩したという。

　当時，70錠のレキップが残っており，S医師はうち62錠を処方。1回あたり通常の8倍量までの投与を指示したという。そして，12月に入ってからは使用期限切れのレキップが投与されていた。病院の薬剤部からは当然ながらこのことに疑問の声があがったが，S医師は応じなかったという。しかし，福山友愛病院は2017年3月に外部からの指摘を受け，調査委員会を発足させ，S医師は3月11日付けで理事を退任し病院を辞職した。S医師は代理人に「発語障害などパーキンソン病と同様の症状が見受けられたため，レキップで改善すると思った」と説明しているという。

　本来ならば，「医薬品」の管理のプロである薬剤部の薬剤師からノーの出た医薬品を投与するなど論外であるが，理事を務めていた病院経営の一助になると思ったのであろう。このことからも，医業と薬業とははっきりと分けるべきであるということが理解していただけたと思う。病院長には医師しかなれない。その経営者の医師が，医薬品の出納も扱ったらどうなるかは自明の理である。何か勘ちがいしていませんかといいたくなる事例であった。

　逆に私にはこんな経験もある。花粉症対策で服用していた薬がもうすぐになくなりそうになったので，ある薬局に行ったところ，その医薬品はあまり使われないものなのか，1箱だけ残っていたものの，期限切れまで2カ月くらいとなっていた。それでも十分いいと思って購入しようとしたのだが，薬剤師は「気がつかなかったけれど，これはいけません。お手持ちの薬が数日間，間に合うのでしたら，新しく入れますので，もういちど来ていただけますか」とのこと。結局，その対応と誠実さに惚れ，1週間後に再びその薬局に足を運び，目的の薬を手に入れた。

5.3.8　維持療法という名の依存

　リタリンと同様に，その精神活動への「賦活作用」への期待ゆえに医療機関での処方が増えているのが，新しいタイプの抗鬱薬のSSRIである。SSRIとは，選択的セロトニン再取り込み阻害薬（Selective Serotonin Reuptake Inhibitor）の略であり，具体的な医薬品名をあげるとプロザック（prozac）などがある（図5.1）。この薬剤は，脳

図5.1　プロザック

内の神経伝達物質であるセロトニン量を増やすことによって効果を出現させ，欧米において「ハッピードラッグ」として多用されることになった。しかしながら，SSRIの服用を中断した患者たちが「気分が落ち込む」などと訴えることが多いという。そのためもあり，「うつ病の再発予防のためにかなりの期間漫然とSSRIの投与を続けている現状は『維持療法』という名の『依存』を作りだしているにすぎないようにも思える」という指摘もある（片田珠美：『一億総ガキ社会−「成熟拒否」という病』，光文社，2010年，p.135）。

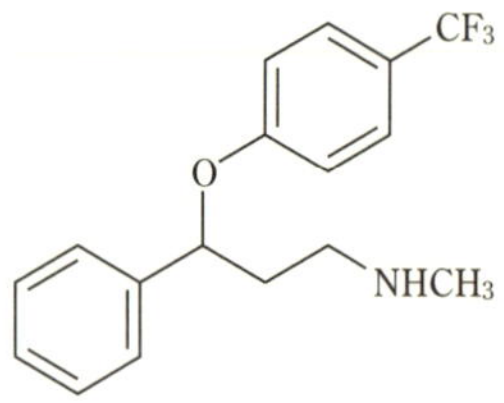

5.3.9　薬剤師のもつ調剤権

　薬のことは医者にまかせておけばよいという考え方がある。その言い分は，かつては薬剤師が乳ばちなどで薬を調合したので免許がないと危険だったが，今は医師の処方した薬を製薬会社が製剤化した錠剤やカプセル剤などを数えて出すだけだから，薬剤師は不要だという。本当にそうなんだろうか。なるほど，医薬品を白い粒や赤い粒とだけみていれば，これらを棚から出すだけのことなら誰でもできると思われるかもしれない。しかし，これらは単なる白い粒や赤い粒などではない。場合によっては，ごく微量で私たちの身体にはなはだしい影響を与えかねない代物なのである。しかも，その種類はけたたましく多くなっている。これらの医薬品の中身についての理解を，有機化学・薬理学・薬剤学などの多方面からしっかりと学んできた薬剤師の技量を，単なる手先の技術として考えてはいけないと思う。

　先にも述べたように，実は医師の医薬品についての知識は失礼ながらかなり貧弱なものである。ただ，治療の一貫として処方権をもっており，それを否定する気はない。しかしながら，薬剤師は調剤権，すなわち薬を管理する権利をもっているのである。この調剤権が古くから侵されつづけているので，私は医業と薬業はしっかりとそれぞれの専門家が分かち合わなければならないと言っているのである。一般の方々は自分の身体の不調を自分で感じる。そして，それに対する治療を望み，自分の身体について知りたがるし，ある程度の理解もできる。しかし，治療に使う医薬品の中身については知ろうともしないし，教えようとしても亀の甲の話は避けられるだけであろうし，おそらくかなりの方は理解できないのではなかろうか。薬剤師のかかえる専門性は，実に患者との関係からいえば不利な状況にある。しかしだからといって，医薬品がその知識をもたない者によって，すなわちその専門家なしに扱われるようになったら，とても危険なことである。だから，薬剤師はシステムとして絶対に必要な専門職なのである。

5.3.10　新宿の薬局

　最近，「新宿の薬局」という記述を見た。2015年7月27日のNHKニュースによれば，新宿でいわゆる非合法薬物を扱っているところのことらしいが，薬局という言葉をこのようなところに使ってほしくないものである。何だか，薬局という言葉をいたずらにおとしめているような気がする。薬剤師会はクレームを出さ

ないのであろうか。私にいわせれば，いわゆる「新宿の薬局」のどこが薬局だといいたい。

　報道によれば，警察は，ある非合法団体（暴力団）を摘発し，その幹部数人を逮捕したとのことである。この団体はさまざまな薬物を密売することから，「新宿の薬局」と呼ばれていたとのこと。この団体の事務所などの関係先から，およそ1.5kgの覚醒剤（末端価格で1億円にあたる）や大麻，合成麻薬のMDMAなどが見つかったという。歌手のチャゲアスのASKAが手に入れた覚醒剤も，この関係者から入手していた模様という。

5.3.11　国家試験の問題を見て

　国家試験問題は2017年現在，全部で345問が出題されている。各履修項目から満遍なく出題されるので，山を掛けるなどまったく不可能である。その点ではよろしいのであるが，このごろ気になるのは，出題された問題をパラパラ見て，化学構造式があまり目立たないことである。

　ある薬学系の本のキャッチフレーズに「ミニ医者・ミニ看護師育成の風潮に一石を投ずる」との一節があり，このキャッチフレーズが気に入ってその本を購入した。要するに薬学生は化学構造式に馴染んでほしいという趣旨の本であったが，このキャッチフレーズはまさにそのとおりであり，薬剤師は薬剤師としてふるまっていけばよろしいので，他の業種の役に立つ，あるいは真似をするなどということを考慮する必要はさらさらないと思う。別のところに書いたが，チーム医療というなら，薬剤師の立ち位置がどのようにあるべきかということをしっかりとしなければならない。結局，立つべきところは，化学を中心とした専門性への立脚であり，フラフラとしていたら単なる便利なテクニシャンに成り下がる可能性があるということである。十分に気をつけなければならない。

5.3.12　薬剤師の役割

　2015年末における医師数は311,205人，それに対して薬剤師数は288,151人。なお，歯科医師数は103,972人で，看護師数は1,086,779人であるという。医師と薬剤師数は2015年末，歯科医と看護師の数は2014年末のデータである。世界的に見て医師や看護師の数は不足しているといわれるが，薬剤師の数は十分と思われる。歯科医師数は，ちまたでコンビニの数よりも歯科医院の数のほうが多い

といわれるように，これまた人数は十分かと思われる。

　ただ，薬剤師の数については問題もある。近年はあまりそういう傾向はみられないと思うが，一時期，薬剤師免許は嫁入り道具として重宝され，嫁入り後，いわゆるタンス免許となった薬剤師が少なからずいたと思われることである。私は1971年に東北大学医学部薬学科（当時。現在は東北大学薬学部）に入学したが，同級生には女子学生が多かった。当時，高校の進学担当の先生は，優秀な女子学生には薬学を薦めることが多かったのである。医学部や歯学部は6年制だから嫁に行きそこねるのではないかという危惧のためだったとも聞く。薬剤師という薬の専門職の仕事が結婚から出産後数年以上の空白ののち，「子供に手がかからなくなったから」といって，すぐまた再開できるようなものではないと思うが，免許だけあれば結構というような事例もかなりあったことは事実である。このことは，結局は薬剤師という専門職の立場をおとしめる結果となり，薬剤師側全体としての猛省が必要なところでもあろう。

5.3.13　医薬品と薬剤師

　医薬品は，国民の健康の回復や維持にきわめて重要な役割を果たしていることはいうまでもない。その医薬品に関しての専門家が薬剤師であるから，その重要性は高く責任は重い。しかしながら，かつての漢方医の伝統を引き継いでいるのか，医薬品についても医師が専門家と思われている筋があって残念なことである。確かに，医師は患者のある疾病に対する治療にどの医薬品を使うかの処方をする役目をもっており，その経験からその医薬品を使用した結果，治癒したという例を多く見ているとは思う。しかしながら，それぞれの医薬品が基本的にどのようなものか，という点についての専門家ではない。その医薬品を使うと治癒するということについては，主にMR（Medical Representative）と称される製薬会社の医薬品情報提供の専門職からの情報によって精通しているとは思われるが，その医薬品の本質や来歴，そしてマイナス面についての知識となるとどうだろうか。

　先に示したように，小児には使用してはいけないとされるプロポフォールを大人の使用量の2倍半を使用して患者を死に至らしめてしまったという医療事故があったが，これは医師側の奢りがあったといってもよい事件であった。また，2000年には埼玉医科大学において，制がん剤のビンカアルカロイド剤（硫酸ビンクリスチン）の投与スケジュールを1週間に一度とすべきところを，毎日一度1

週間投与するというミスを医師がおかしてしまい，16歳の女子高校生の患者を
死亡させてしまった医療事故もあった。担当医師が英語の文献について，「1週
間に一回の投与」を「1日に1回1週間の投与」と読みまちがえたとのことである
からおそまつな話である。薬学を学んだ者であれば，ビンカアルカロイド類の精
製がいかに大変であるかを知っているし，また，その毒性がいかに高いかは，ビ
ンカアルカロイドがどのようなものかを知っている者は本能的に知っている。そ
のようなものの「連日投与」にはすぐに疑問を感じるはずである。患者の治療に
何を使うかの決定権がある，との法律に守られた権威を笠に着ていただけではな
いかと勘ぐりたくなるところである。

5.3.14　服薬指導

　服薬指導は，ちょうど外科医が手術前に手術の説明をするのと同じようなこと
である。医薬品は服用を誤るとたいへんに危険なこともありうる。薬を服用する
人は，薬の飲み方（食間・食前・食後）はもちろん，種々の注意の必要なものも
あるからよく聞いてほしい。

　薬をお茶で飲むことはかつて禁忌とされることが多かったが，近年は可の場合
が多い。しかし，お茶のカフェインとの相互作用の懸念される医薬品もあるから，
服薬指導をよく受けてほしい。また，納豆のように食べ合わせに注意の必要なも
のもあるし，グレープフルーツジュースを飲んだあとに服用するとよくない医薬
品もあり，最近は種々の食品との相互作用で薬の効果が出なかったり，出すぎた
りするようなことがままある。

　さらに，種々の薬の服用が困難な人には，服薬ゼリーのようなものの紹介や剤
型の変更を，また経済的に不安な患者には，ジェネリック医薬品への変更を提案
したりされることもあろう。

第 6 章
麻薬，覚醒剤，大麻，その他の向精神物質

―――時としてヒトを惑わす薬物たち―――

　薬物のなかには，内臓や皮膚など私たちの身体機能に影響を与えるものとともに，精神状態に影響を与えるものもある。それらが，麻薬，覚醒剤，大麻，そしてその他の向精神物質と呼ばれるものである。

　人類はかなり古い時代から，麻薬と称される薬物との付き合いをしてきた。たとえば，人類にはケシや大麻，コカとの長い付き合いがある。その後19世紀になって，有効成分として各種のアルカロイド類が単離されはじめると，ケシやコカからはその有効成分であるモルヒネやコカインが単離された。一方，近代有機化学の勃興により19世紀の後半以降，ヘロインや覚醒剤，そしてLSD（2.4.4項参照）といった天然由来の化合物に加工をほどこした半合成の向精神作用物質が生まれた。さらには，モルヒネや覚醒剤の化学構造を参考とした全化学合成薬物のペチジンやMDMAなども生まれ，ひいては大麻の有効成分であるTHCの結合する受容体が解明されることによって，種々のカンナビノイドと称される薬物が登場し，これらから現在「危険ドラッグ」と呼ばれる薬物も生まれた。危険ドラッグについては次章で述べる。

　麻薬の本来の意味は「麻酔性と習慣性のある薬物」であった。ところが現在では，この定義は若干ちがってきている。たとえば，LSDには幻覚作用はあるものの麻酔性がないが，麻薬に指定されている。すなわち，今は麻薬の意味合いがかなり異なってきたといっていい。そうでなければ，LSDと同様に麻酔性がまったくなく，幻覚作用だけがきわだつマジックマッシュルームやその主たる有効性分であるサイロシンやサイロシビンが，「麻薬及び向精神薬取締法」における麻薬

原料植物や麻薬に指定されることはありえない。

なお，この章では，以上の種々の向精神薬をひっくるめて麻薬と称することがあるのでご了承いただきたい。

6.1 | 麻薬・覚醒剤・大麻のちがい

わが国の現行法においては，麻薬と覚醒剤，大麻を区別しているが，これらの分類は国によって異なる。麻薬・覚醒剤・大麻は，わが国ではそれぞれ別の法律で規制されているので，それぞれ異なるものとみなされがちである。しかし，国によってはこれらの区別がまったくないところもあり，アメリカのように，スケジュールⅠやⅡのような形で区別しているにすぎないところもある。ちなみに，アメリカにおけるスケジュールⅠに分類されるものは，習慣性が強く，医薬への応用がないものを指し，LSDやヘロイン，大麻などがここに分類されている。

大麻については，その使用者の低年齢化とブラックボックス化が問題となっている。2015年11月12日の報道により，小学生の大麻吸引事件が明らかとなった。これを契機に，関西学院大学が関西在住の約2万人を対象としたアンケートをしたところ，その約6割が大麻を手に入れることができると言っていることがわかった。

6.1.1 麻薬の「麻」の字

わが国では，麻薬という文字はもともと「痲藥」と書かれた。そして，「麻（あさ）」の字にも「痲」が使われていた。この文字の「まだれ」を「やまいだれ」に変えたものが「痲」の字である。この文字は「痺れる」という意味をもっており，痲酔の「痲」の字にも使用された。しかし戦後の1949年に定められた当用漢字表からは「痲」の字はなくなってしまった。そこで，そのときから痲酔の「痲」には，字の形がよく似ていて音の共通する「麻」が当てられるようになったのである。ちなみに，やまいだれに「林」をいれた「痳（りん）」の字は＜りん＞と発音し，痳病の「痳（りん）」に用いる。なお，「痲」という字は，麻の茎を建物の中に並べて加工するさまを示す会意文字という。

6.1.2　麻薬という言葉

「麻薬」という言葉は法律用語であり，国によってもその対象は異なる。たとえば，わが国では覚醒剤を法律上，麻薬と区別しているが，多くの国では両者を区別していないのが普通である。

6.1.3　薬物にからんで海外で服役している日本人

アメリカで知り合った男性の薬物犯罪にからんで有罪となった日本人女性の話が『プリズン・ガール』（有村朋美著，ポプラ社，2005年）として出版されている。一見お気楽にも見える服役生活を描いたものであるが，言葉も不自由なところで突然わけもわからず逮捕され，裁判にかけられ，服役させられたのだから，尋常ではない。しかし，海外で薬物事犯により服役している日本人は一般に推定されているよりもけっこう多いはずである。しかも，その多くがいわゆる冤罪なのではないかと思われる。

わが国での覚醒剤事案における刑罰は最高でも無期懲役だが，中国における覚醒剤事犯には死刑もある。2010年4月6日，中国の大連の空港から日本に大量（1.5 kg）の覚醒剤を密輸しようとして2006年9月に逮捕された日本人男性（65歳）の死刑が大連の拘置所で執行された。この事件のときに押収された覚醒剤は粗悪な中国製ではなく，国営企業の厳格な管理下に製造される高純度な北朝鮮製とみられている。さらに，同年4月9日には同様の罪で，大連の拘置所で2人の日本人男性（67歳と48歳），さらに瀋陽の拘置所で1人の日本人男性（67歳）の死刑がそれぞれ執行された。中国の刑法では，覚醒剤50 g以上の密輸に対しては「懲役15年または無期懲役・死刑」が科せられるという。

6.1.4　日本薬局方と麻薬・覚醒剤

日本薬局方とは，医薬品，医療機器等の品質，有効性および安全性の確保等に関する法律第41条により，医薬品の性状および品質の適正をはかるため，厚生労働大臣が薬事・食品衛生審議会の意見を聴いて定めた医薬品の規格基準書である。すなわち，医療上重要と一般に認められている医薬品に対して，一定の品質，強度および純度を法的に規制し，有効性と安全性を保証するために国家が定めた規格書ということもできる。

日本薬局方は1886年（明治19年）にその最初のものが施行され，当初は約10

年ごとに，近年は5年ごとに改訂されており，現在最も新しいものとしては第17改正日本薬局方が2016年に施行されている。

　日本薬局方は現在，通則，生薬総則，製剤総則，一般試験法，医薬品各条（化学医薬品・生薬等）の基本的内容が配置されており，次に各種の機器分析スペクトルが収載されている。いずれも医薬品を取り扱ううえで重要な事柄である。

　この日本薬局方の医薬品各条の化学医薬品の項目には，麻薬や覚醒剤に該当する薬物もれっきとした医薬品として収載されている。たとえば，モルヒネやコカイン，メタンフェタミン（覚醒剤）などである。これらの薬物は使い方さえまちがわなければ，医薬としての応用もされうるものなのである。この日本薬局方の解説書には，他には出ていないなかなかおもしろい情報（その医薬品の発見の歴史や化学合成法など）も満載されているので，大学の講義のなかで学生に対して機会があるたびに開いてみるように言っている。

6.2 ｜ 麻薬について

　麻薬として知られているものには，天然物由来のものとして，モルヒネのほか，コカインやメスカリンなどが，また天然物由来の化学成分に少し手を加えたものとして，ヘロインやオキシコドン，LSDなどが，さらには全化学合成されたものとして，ペチジンやPCP（フェンサイクリジン）などがある。

　前述のように，麻薬と称される化合物にも，医療での使い道のあるものが知られている。モルヒネはがんによる疼痛の緩和薬として応用されているし，コカインには局所麻酔作用が知られている。これに対して，ヘロインは医療への応用方法が見つかっていない。

　麻薬には種々の困った性質があり，ただ一度の使用が取り返しのつかないことにもなりうる。すなわち，麻薬には「お試し」というものがないと考えるべきであろう。そのためにも，若い世代，特に小中学生への薬物濫用防止教育には効果があると思うし，とても重要なことであると思う。一部にそのような教育はかえって薬物への興味を煽ってしまうのではという意見もあるが，より大切なことは危険性をよく知ることであると考えるからである。

6.2.1　モルヒネとヘロイン

　モルヒネの原料である阿片は，阿片戦争といわれる戦争まで引き起こしたほど社会に影響を与えた。阿片から得られる主成分がモルヒネであり，モルヒネに2カ所ある水酸基をアセチル化したものがヘロインである（図2.14参照）。当初，ヘロインは咳を鎮める効果が期待されてバイエル社からアスピリンとともに世に出た医薬品である。アスピリンはサリチル酸をアセチル化してつくられたものであるが，世界中で広く服用される医薬品となった。それに対して，ヘロインのほうはいまだに医薬品としての応用方法が見いだせず，ヘロインの使用は即「濫用あるいは不正使用（abuse）」という状況となっており，その蔓延が世界中で深刻な問題となっている。

　先に述べたように，ヘロインはアスピリンと同時にドイツのバイエル社から発売された。ヘロインにはモルヒネよりもはるかに強い鎮咳作用があったのだが，残念なことに，同時にとても強い習慣性もあったのである。

6.2.2　コカインからリドカインへ

　コカはいわば民俗薬であり，現在も南米のボリビアやグアテマラなどでは合法的に使われており，高山病に奏功するともいわれている。このコカ葉の使用についてはボリビアが高地にあり，高山病の克服が重要な問題となるというドメスティックな事情のあるほか，コカの葉を服用した場合には精製したコカインを服用

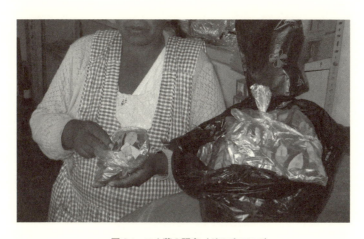

図6.1　コカ葉の販売（ボリビアにて）

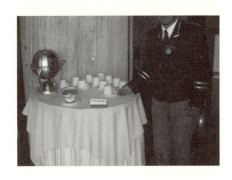

図6.2　コカ茶（ボリビアのホテルにて）

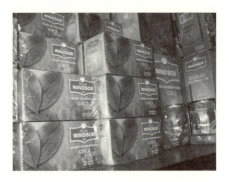

図6.3　コカ葉（ボリビアの国際空港にて）

するのとは異なり，たいした量のコカインは服用できないため，コカインが現在もたらしている困った作用が起きるにいたらないという事情もある（図6.1〜6.3）。

　しかし，コカ葉からアルカロイドのコカインが精製され，大量に使用されるようになって，大いに問題化してきた。一方では，コカインの化学構造をモチーフとして局所麻酔薬のリドカインやキシロカインなどが化学合成され，とくに歯科領域などではいわば日常的に利用されることになった。

6.3 ｜ 覚醒剤について

　現在，麻薬として認識されている代表的なものとしては，モルヒネ，ヘロイン，コカイン，LSD，MDMAなどがあげられる。このほかに，コデインやマジックマッシュルームなどをあげる方がいるかもしれない。一方，ヒロポンとしても知られるメタンフェタミンやその仲間のアンフェタミンをあげる方もいるかと思うが，これらは現在，麻薬ではなく，覚醒剤として規制の対象となっている。

　現在，これらの薬物を規制する法律としては，一般に麻薬四法（あるいは薬物四法）といわれるものがあり，それらは，「麻薬及び向精神薬取締法」「覚醒剤取締法」「大麻取締法」「あへん法」である。実は，ここにあげた麻薬や覚醒剤と大麻の間には法律的にもお互いにからみあっているところがあり，かなりややこしい。

　たとえば，わが国では法律により，麻薬と覚醒剤とを分けているが，国によっ

てはこの区別がなされていないところ
もある。一方，覚醒剤と先に示した麻
薬のMDMAの化学構造はたいへんによ
く似ている。というよりも，MDMA
は覚醒剤の化学構造をヒントとして出
現した薬物といってもよいものなので

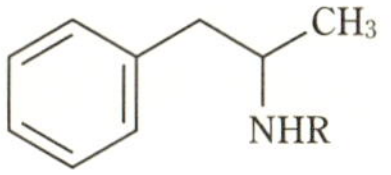

メタンフェタミン　　R＝CH₃
アンフェタミン　　　R＝H

図6.4　メタンフェタミンとアンフェタミン

ある。しかし，MDMAは現在「覚醒剤取締法」の規制対象とはなっておらず，
「麻薬及び向精神薬取締法」で規制されている。そして，「覚醒剤取締法」の規制
対象となっているのは，メタンフェタミン（ヒロポン）とアンフェタミンの2種
だけなのである（図6.4）。

6.3.1　わが国で蔓延している覚醒剤

現在，「覚醒剤取締法」第二条第1項第一号においては，覚醒剤として「フェ
ニルアミノプロパン，フェニルメチルアミノプロパン及び各その塩類」が指定さ
れており，これらはそれぞれ，アンフェタミンとメタンフェタミン（ヒロポン）
に該当する。ただし，同法第二号には「前号に掲げる物と同種の覚せい作用を有
する物であって政令で指定するもの」とあり，さらに第三号には「前二号に掲げ
る物のいずれかを含有する物」ともある。

覚醒剤も，ヘロインやLSDと同様，天然から得られたアルカロイド類に化学的
変化を加えてつくり出された半合成化合物である。すなわち，覚醒剤のうち，メ
タンフェタミンは，漢薬「麻黄」の主成分であるエフェドリンの化学構造研究過
程において19世紀末につくり出された。実は，この麻黄の化学成分研究はわが
国で行なわれたものであり，覚醒剤は日本生まれの薬物なのである。ただし，こ
の半合成化合物の覚醒剤としての本性が明らかとなってきたのは第二次世界大戦
前後のことであった。覚醒剤は，前出のコカインと同様にアッパー系（昂揚性）
の薬物である。

わが国では，コカインやヘロイン，LSDのような薬物の濫用は，他の先進国の
国々と比較すると少ないものの，覚醒剤にからむ犯罪は多く，2007年における
薬物事犯の検挙者15,000人のうち約8割が覚醒剤事犯である。

覚醒剤というと，単にマイナスのイメージしかないかもしれないが，覚醒剤に
指定されている薬物のうちメタンフェタミン塩酸塩は，日本薬局方に収載された，

れっきとした医薬品でもある。また，アンフェタミンのほうはアメリカにおいて，いわゆる「やせ薬」として応用されている。

6.3.2　マオウと麻黄とエフェドリン

マオウとは，中国に自生するマオウ科のマオウ（*Ephedra*）属の多年生植物であり，漢薬の「麻黄」とは，この属の植物である *E. equisetina, E. distachya, E. sinica* の地上部を基原とする生薬である（図6.5）。そして，麻黄の主成分として単離されたアルカロイドがエフェドリンであった。

麻黄は，漢方では古来，発汗，鎮咳，解熱薬として用いられ，各種の漢方方剤に配合される。また麻黄は，鎮咳や気管支喘息に著効

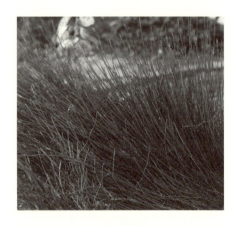

図6.5　マオウ（宮城県薬用植物園にて，2000 年 10 月）

のあるエフェドリン塩酸塩の製造原料となっている。麻黄からのエフェドリン単離の最初の報告は1885年（明治18年）7月17日の長井長義（1845-1929）による日本薬学会における講演発表であった。長井長義は日本の近代薬学の祖といわれる人物であり，当時，ドイツ留学から帰国したばかり。彼はのちに，帝国大学医科大学薬学科（のちの東京大学薬学部）の初代日本人教授の一人となる。

6.3.3　メタンフェタミンとアンフェタミン

エフェドリンの化学構造研究過程で，エフェドリンの水酸基を水素に置き換えたデソキシエフェドリンという1つの化合物が合成された。このデソキシエフェドリンこそ，のちに覚醒剤として名を馳せることになるメタンフェタミン（ヒロポン）であった。

デソキシエフェドリンの中枢興奮作用は1938年にナチス政権下のドイツで発見され，日本にも伝えられた。これがいわゆるデソキシエフェドリンの覚醒剤としての発見である。デソキシエフェドリンは眠気を覚まし，気分を高揚する薬と

して「ヒロポン」の商品名で世に出た。ヒロポンの語源は「疲労がポンと無くなる」ではなく，ギリシャ語の"*philopons*"で，「仕事を好む」という意味である。そして，この時期はちょうど戦争（第二次世界大戦）にさしかかっていたので，錠剤とされたヒロポンは「猫目錠」とも称され，夜間勤務の軍人や夜間飛行のパイロット，果ては軍需産業の工員にまで使われた。また，夜間の軍事行動や特攻隊のためには「突撃錠」という，玉露の粉にヒロポンを加えた錠剤もあり，さらに特攻隊出陣の前には覚醒剤入りのアンプルが支給されていたという。

　こうして軍事用に使用されたヒロポンが，戦後，民間に大量に放出されたこともあって，わが国では戦後，ヒロポンの爆発的な流行となったわけである。覚醒剤取締法制定直後の1954年（昭和29年）には56,000人にのぼる検挙者が出た。

　当時の作家のなかには，ヒロポンの力を借りて小説を書きまくった人たちもたくさんいた。たとえば，『堕落論』を書いた坂口安吾（1906-1955）や『夫婦善哉』で有名な織田作之助（1913-1947）がおり，さらに『見知らぬ橋』や『石狩平野』などの数々の名作で名高い船山馨（1914-1981）もヒロポンを使用していたことを告白している（由比りょう子：『黄色い虫，船山馨と妻・春子の生涯』，小学館，2010年；北海道文学館編：『船山馨−北の抒情』，北海道新聞社，1996年）。船山は1948年（昭和23年）に急逝した太宰治（1909-1948）のピンチヒッターとして急遽，準備もないままに新聞小説を執筆することになり，ヒロポンにたよることになったとのことである。そして，一躍売れっ子作家となってからはさらにひどくなり，1951年に至ってやめたという。

　ヒロポンを連用すると，だんだんに精神病に類似して妄想や幻覚が現われたりする。また，覚醒剤には，長期間薬物の摂取を止めたあとに少量の薬物を摂取することでかつての症状が再現する「燃え上がり現象」という症状がある。いわば，モルヒネやコカインなどに現われる「耐性」とは逆の「逆耐性現象」ともいう症状である。その際には，以前の被害的精神症状をメラメラと再燃させるという。これは，LSDや大麻使用者に多く見られる「フラッシュバック」という後遺症と類似した症状であるともいえよう。

　モルヒネをアセチル化することによって，ヘロインが得られることは先に述べた。前出のLSDも天然から得られた化合物に簡単な化学変換を加えて得られたものであり，ここに述べた覚醒剤も天然から得られた化合物に簡単な化学変換を加えて得られた化合物である。これらの乱用薬物の誕生に，いずれも天然由来の化

合物に簡単な化学変換を加えて得られたという共通点のあることは興味深い。

　現在，メタンフェタミン（ヒロポン）とともに覚醒剤取締法によって規制されているもうひとつの薬物が，アンフェタミンである。アンフェタミンは，メタンフェタミンより先の1887年に化学合成されていた化合物である。当初は，これらの化合物がこれほど問題をはらむ化合物になるとは思われず，わが国では1941年に，メタンフェタミン塩酸塩が「ヒロポン」（大日本製薬），アンフェタミンが「ゼドリン」（武田薬工）という商品名で上市された。なお，アンフェタミン硫酸塩はイギリスにおいてベンゼドリンの名称で上市されている。

　メタンフェタミンおよびアンフェタミンの有害性が明白となり，規制をうけることになったのは後のことである。先にメタンフェタミンとアンフェタミンの化学構造を図6.4に示したが，これらの化学構造は脳内の伝達物質であるドーパ（DOPA）やドーパミン（dopamine）によく似ている（図6.6）。そして，このことが覚醒剤の作用機構に関係する可能性がある。

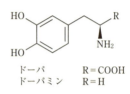

図6.6　ドーパとドーパミン

6.3.4　覚醒剤禍

　私たちの体内に存在するアドレナリンやノルアドレナリンは，交感神経興奮作用とともに中枢神経興奮作用をも有するが，これらは血液・脳関門を通過できない。ゆえに，体外からアドレナリンやノルアドレナリンを投与しても，中枢神経興奮作用は示さない。これに対して，アンフェタミンやメタンフェタミンは，血液・脳関門を通過する。そして，大脳皮質ばかりでなく，脳幹にも作用するのである。そのため，これらの薬物は，中枢神経興奮による脈拍数の増加，瞳孔の散大，発汗増加，血管の収縮，血圧の上昇もきたす。

　戦後，ヒロポン中毒が社会現象化し，「ヒロポン」やヒロポンの別名の「シャブ」という名前は悪名高いものとなった。シャブとは，「骨までしゃぶられても薬を止めない」ことからついた俗称という。そのためか，現在ではまったく同じものが，スピード（speed）とか，S（エス），アイス（ice）といった軽い名称で出まわっている。また，注射による投与だけではなく，「あぶり」と称される方法で，ガラス製のパイプなどに覚醒剤を入れて下から火であぶり，薬物を蒸気と

してその煙を吸い込んだり，経口投与されるようになっていたりすることも，ヒロポンに対する警戒心をなくしている一因となっているようである。この吸飲法を「スピード」ともいうらしい。しかし，覚醒剤を体内に入れるということでは結局は同じである。

　スピードを表題とした本（石丸元章：『SPEED』，文藝春秋，2001年）があるが，その裏表紙に「コカイン，ハシシ，スピード，LSD……。取材ライターの"オレ"が巻き込まれた薬物使用者の壮絶でクレイジーな世界。ありとあらゆる薬物にはまり，幻覚，幻聴に苛まれ，精神と肉体を病み尽くした悪夢の4年間…」とある。

　覚醒剤取締法違反による検挙者の数は減少傾向にあるという。しかし実際には，インターネットや携帯電話の普及によって，覚醒剤の取引が表面化しにくくなっているだけなのかもしれない。特に，女性で刑務所に収容（収監）されている者のうち，48％が覚醒剤にからむ犯罪によるものである（外山ひとみ：『ニッポンの刑務所』，講談社現代新書，2010年，p.144）という点には注意を向ける必要がある。

6.3.5　覚醒剤の作用とその精神的依存性

　覚醒剤を大量に服用すると（初めての使用者で20〜50 mg），多弁，興奮，不安，不眠などの種々の症状が見られ，腸管運動が抑制され，膀胱括約筋が収縮することから，便秘を起こしやすく，また排尿困難になることも多いという。重度になると，せん妄状態となって錯乱し，攻撃的な行動を示し，さらには高い発熱，けいれん，昏睡から虚脱状態に陥り，結局，心不全や脳出血から死に至ることになりうるという。

　覚醒剤の一種であるメタンフェタミン塩酸塩は，日本薬局方に収載されていると述べた。日本薬局方の解説書（日本薬局方解説書編集委員会）によれば，メタンフェタミン塩酸塩は「ナルコレプシー，各種の昏睡，嗜眠，もうろう状態，インスリンショック，うつ病・抑うつ状態及び精神分裂病の遅鈍症に，また外科手術後の虚脱からの回復や麻酔からの覚せいの促進並びに麻酔薬，睡眠薬の急性中毒の改善のために用いる」とある。一方，その副作用としては「重大なものとして，反復投与により依存性を生じる。その他に興奮，情動不穏，眩暈，不眠，多幸症，四肢のふるえ，頭痛のほか，動悸，頻脈，血圧上昇などがあり，食欲不振，口渇，不快な味覚，下痢，便秘やじんま疹などの過敏症，インポテンス・性欲の変化な

どが現れる。実験動物で催奇性が認められている」とされている。

　世界的に見ると，各種の乱用薬物のうち，日本では覚醒剤，特にメタンフェタミンがよく使用されるという点で非常に特徴的である。一方，ヨーロッパでは，値段が安いためにアンフェタミンは「貧者のコカイン」と呼ばれ，若者層を中心とした乱用が社会的な問題となっている。そして，覚醒剤をやめても，5年や10年を過ぎてから突然，覚醒剤を服用しないにもかかわらず幻覚や幻聴が現われたりすることもあるといい，これを「フラッシュバック現象」という。一方，逆耐性現象ともいえる「燃え上がり現象」もあることについてはすでに述べた。

　また，覚醒剤には身体的依存性はないか弱いといわれるが，覚醒剤の恐ろしさのひとつは「強い精神的依存性」にある。その精神的依存性はきわめて高く，抑制がきかないという。覚醒剤摂取後の爽快感や多幸感は，薬効が消失するとなくなってしまい，そのうえ覚醒剤摂取を中止すると，極度の疲労感や倦怠感，抑うつなどが現われ，その苦痛はこらえ難いものという。覚醒剤の経験者のなかには，「自分の意志でやめようと思ってもそれは無理」とまで言いきっている人もいる。十分な警戒が必要である。そのため，この状態から逃避し，爽快感や多幸感をまた味わいたいという強い欲求を生じ，悪いとはわかっていてもまた薬物を求めるようになり，これが覚醒剤による強い精神的依存の原因となるのである。

6.3.6　覚醒剤を抜く

　どうも世の中には覚醒剤を摂取してしまっても治療によって何とかなると思っている人がいるようなので，一言注意をうながしておきたい。覚醒剤に魅入られてしまった人への対応とは，再び覚醒剤を体内に入れないことを徹底させるほかはない。

　すでに触れたが，「覚醒剤を抜く」という言葉が跋扈しているようだが，このことも不可能であると思ったほうがよい。先に覚醒剤の使用で逮捕され執行猶予となった歌手（ASKA）がその後また覚醒剤使用の疑いをかけられた折り，肝臓の働きをよくするとされるドリンク剤を多用していたと聞いた。父親が息子に再度覚醒剤使用の嫌疑がかけられた際，ふだん多用しているドリンク剤により覚醒剤の反応が出る可能性はないかと，あるテレビ番組のディレクターに持ち込んだものであった。私はその番組に出て，そのドリンク剤の成分に覚醒剤反応の出る可能性のあるものはないと判断したが，親御さんの切羽詰まった気持ちが痛いほ

どわかって辛かったのも事実である。結局，そのときに覚醒剤が検出されたからくりは，自分がかつて自らの尿の覚醒剤検出のために使っていたスポイトを今回，お茶を吸い上げるために使ったためであったと考えられる。

　確かに肝臓は体内に入った異物の代謝をつかさどる器官ではあるが，覚醒剤は代謝される前に脳の一部を不可逆的に（元に戻れないように）破壊してしまう可能性も示唆されている。シンナーにはその恐れがさらに強いといわれており，もはや代謝をうんぬんするという域を超えているといわざるを得ない。いずれにせよ，覚醒剤やシンナー，そして危険ドラッグなどの薬物には「お試し」というのはないと考えるべきである。

6.4 ┃ 大麻について

　大麻の基原植物であるアサの原産地は，中央アジア，カスピ海の東部とされている。アサはアサ科の雌雄異株の一年生草本であり，その学名は*Cannabis sativa* L.である。アサの学名のうち，*Cannabis*という属名はギリシャ語における"*kanna*"を語源としており，「管」を意味する。実際にアサの茎は，中空で管状をなしている。また，種名となっている*sativa*は「有用なもの」あるいは「栽培されるもの」という意味をもつ。さらに，学名の最後についているL.はリンネ（Linne）のイニシャルであり，この植物の命名者がリンネであることを示す。通常，植物の学名を記載する場合には命名者名を省略することも多いので，アサの学名は単に*Cannabis sativa*と記されることも多い。

　アサは人類にとって最も古い栽培植物のひとつであり，その栽培の歴史は5千年とも7千年とも，さらには1万年にも達するのではないかともいわれている。アサが古い栽培の歴史をもつのにはもちろん理由があり，アサがたいへんに有用な植物であるためである。アサの栽培には5つの目的があるとされる。すなわち，①麻の繊維をとる，②種子を食べる，③種子から油をとる，④陶酔薬とする，⑤病気を治療する薬とする，である。

　私たちはアサを原料とした繊維を使っているが，このときは一般に「麻」と書く。すなわち，麻といえば私たちは一般に繊維の一種であると考える。そして，麻の原料となる植物の和名は「アサ」と書く。一方，アサのことを「大麻」と書くと，私たちは「大麻取締法」で規制されている薬物というイメージをいだく。

しかし本来，大麻とは，麻という繊維の原料となるアサという植物の別称にすぎないのである。

大麻は日本に古くから伝わり，その文化もある。神社のしめ縄や相撲の横綱は大麻である。また，下駄の鼻緒や麻縄，凧揚げの糸，麻暖簾<ruby>暖簾<rt>のれん</rt></ruby>，和弓の弦などにも大麻の繊維は使用されてきた。麻や麻縄はヘンプ（hemp）とも称される。さらに私たちは，一部の小鳥の餌や七味唐辛子には麻の実が入っていることも知っている。なお，わが国では麻には「魔除け」にもなるという言い伝えがあったため，乳児の着る産着<ruby>産着<rt>うぶぎ</rt></ruby>によく麻模様が使われてきた。産着に麻模様が使われるのは，乳飲み子が麻のようにすくすくと育ってほしいという願いもある。

大麻からは400種以上の化合物が単離されているが，そのなかに幻覚作用を有する成分が含まれており，その主たる活性成分はΔ^9-テトラヒドロカンナビノール（Δ^9-tetrahydrocannabinol；Δはデルタと読む）である。なお，この活性成分の正式略名としては，化学構造式の9位に二重結合が入っているという意味をもつΔ^9を付けてΔ^9-THCとすべきであるが，以下この化合物を単にTHCと省略する。アサにはTHCをはじめとする幻覚物質を含むがゆえにその使用が問題化され，規制されている。

ところで，なぜアサのことを大麻というのであろうか。それは，単に「麻」というと，植物学的にそれぞれ異なる大麻，苧麻（カラムシ，マオ，チョマ），亜麻（リネン，リンネル），マニラ麻，黄麻（ツナソ，ジュート）などの総称とされることによる。これらの「麻」のうち，大麻がアサの別称であり，「大麻」という名称は「アサ」を他の「麻」と区別するために用いられているだけである。

アサは現在，1属1種であるが，かつてアサには，*Cannabis sativa*のほかに，*C. indica*と*C. ruderalis*の3種があるという説があった。*C. indica*は「インド大麻」であり，インドに産して背丈が低く細かに分枝する特徴があり，とくにTHC含量の多いものであるといい，また，*C. ruderalis*は北欧からロシア北部，西シベリア，中央アジアにかけて広く分布する草丈の低いアサを指すという。一方，アサは1種ではあるが，THC含量のとくに多いものについてだけは*Cannabis sativa*のインディカ変種（*C. sativa* var. *indica*）とすべきであるとしている研究者もいる。しかしながら現今は，アサはあくまでも*Cannabis sativa*の1属1種であるという説が支配的であり，インド大麻やアサのインディカ変種もないとされている。

　アサは非常に長い栽培の歴史のあることから，世界各地でその栽培目的に応じた栽培系統が多数できた。たとえば，アサはいずれの個体からもTHCが検出されるものの，THCの含量には著しい差がある。前述のように，そのなかで特にTHCの含量の高いものはインド大麻という別の種と称されることすらあった。一方，繊維をとる目的で特化した大麻は草丈が高く，THC含量は低い。このような特徴を有する大麻は，繊維タイプの株，あるいは「無毒大麻」と称されることもある。九州大学の西岡五夫（1927-2007）名誉教授によれば，THC含量の低い繊維タイプのアサは中国やヨーロッパ中北部，さらに北米に広がり，THC含量の多い薬物タイプのアサは中近東やアフリカ大陸北部，ヨーロッパ南部や西部に広がったという。わが国で栽培されている繊維タイプの麻には「トチギシロ」というTHC含量の低い品種がある。

　わが国にアサが伝来したのは，縄文時代の紀元前1000年ころと思われる。そして，かつてわが国ではアサは，実生活に有用な三種の草という意味で，紅花，藍とともに三草と呼ばれていたことがある。三草は，麻・藍・木綿とされることもあるが，いずれにしても麻は含まれている。アサは主に繊維や食材を得るために栽培される一方，世界各地で吸煙されてきたという歴史もある。しかし，わが国にはその吸煙の風習はなかった。

　一方，大麻は，日本薬局方の初版が1886年に公布された当時から，1951年に第6改正日本薬局方が公布された際に除外されるまで，「印度大麻」という名称で「鎮痛，麻酔薬」として収載されていたことがある。大麻はこのように一度は日本薬局方から除外された生薬であるが，医療への応用をめざした研究も行なわれている。なお，アサの種子については麻子仁と称して，緩和な下剤として，また利尿，乳汁分泌促進などの目的でも使用されている。麻子仁の成分としては脂肪油約30％などを含む。麻子仁が配合された漢方の処方薬としては，麻子仁丸などがある。

6.4.1　大麻とTHC

　大麻の向精神作用は，使用する者の性格や態度，状況などによって大いに左右されるという点で特徴的である。大麻の摂取によって心身ともに軽くなって，天真爛漫な天使のように幸福の世界に翔ぶことを「エンジョイ」といい，意識が低下し，物事を悲観的に考え，蝸牛のごとく自分の殻の中に堅く閉じこもって，重

苦しく思い詰めてしまう状態を「ストーン」または「バッドトリップ」というらしい。ストーンは不快なものではあるが，自己の内面世界に降りてゆく，きわめて静かな状態でもあり，ヒンドゥー教の行者がしばしば大麻を吸う目的はそこにあるという。

歴史上，最初に大麻についての明瞭な記載がある文書は，紀元前1400〜900年のインドの『アザルバ・ベーダ』である。その後，『エル・ヤ・サルスタ』というインドの古書にも大麻の記述が見られる。さらに，紀元前6〜7世紀のイランに伝わるゾロアスター教の教典である『ゼンドアヴェスタ』には「大麻は幸福の源なり」と書かれているという。

いずれにせよ，大麻に陶酔感を起こす作用のあることは約3000年以上前から人類に知られていたようで，人類がこれを用いたのは，他の幻覚物質と同様，宗教，戦争，占術，医術，そして快楽の目的が主なものである。

インドのカシミール地方に産する大麻は特に活性成分を多量に含んでいることから，繊維植物としてよりも，ヒンドゥー教徒や回教系のインド医学においてもっぱら催眠や鎮痛などの目的によく用いられた。また，回教圏では，アルコールの酩酊を禁止する一方，意識の清明な陶酔をもたらす大麻には寛容であった。そのため，大麻は宗教儀式や医療に広く用いられたのである。

乱用薬物としての大麻は，そのTHCの含有量の多寡などで，大まかに，雌花の樹脂を集めたハシッシュ (hashish)，未熟の果穂および葉を主体としたガンジャ (ganja)，および葉を主とした乾燥品のマリファナ (marihuana) の3種に分けられている。このなかで最もTHC含量の高いのはハシッシュであり，ハシッシュはまたの名をチャラス (charas) ともいう。一般にわが国で大麻と称されるものはマリファナである。マリファナとは，メキシコ・スペイン語で「安い煙草」を意味するといい，THC含量はハシッシュやガンジャに比較して少なく，野生品や栽培品が混在し，時には茎も入っていて，品質は一定ではない。ヴァング (bhang) ともいう。

6.4.2　大麻の法規制と大麻容認論

1925年にジュネーブで開催された第2回国際アヘン会議において，国際アヘン条約が締結された。この条約の中心はアヘンではあったが，エジプトは自国の大麻乱用による社会問題を提訴し，その提訴の結果，このときから大麻が国際的規

制の対象薬物になった。この国際アヘン条約に合わせ，わが国では1930年に内務省令として「痲薬取締規則」が制定された。そして，「印度大麻草，その樹脂，及びそれらを含有するもの」の輸出入が許可制となった。すなわち，わが国では，このときから大麻は，この法律で取り締まられる「麻薬」に含まれることになったのである。ただし，この時期には規制される大麻とはインド大麻のことであって，当時わが国で広く栽培されていたアサ（大麻）はこの法律の規制の対象外という認識であった。そして，わが国における大麻の栽培は規制の対象とはならず，むしろ奨励さえされていた。さらに，1943年にわが国で成立した「薬事法」においても，大麻はモルヒネやヘロインと同様に麻薬として規制されることになった。しかし，この時期においても，繊維としての大麻の栽培や販売などについてはまったく自由であった。

　ところが，戦後の1946年10月になって，GHQにより，それまでわが国でふつうに行なわれていた大麻栽培の全面禁止が命じられた。しかしながら，わが国においては，大麻はその繊維が当時，下駄の鼻緒や漁網などの製造原料として不可欠のものであったので，GHQとの再三の交渉の結果，大麻栽培の全面禁止令は解除され，厚生・農林省令をもって「大麻栽培取締規則」を制定し，1948年に至って「大麻取締法」が制定された。

　なお，1961年の国際条約（麻薬単一条約）においては，大麻は阿片やヘロインなどと同じ扱いとなった。すなわち，国際的には，大麻はいわば麻薬の一種として，法律で規制されるべき対象となったのである。しかしながら，その扱いは国によって異なる。たとえばオランダにおいては，ドラッグをソフトドラッグとハードドラッグとに分け，大麻をソフトドラッグと定義して，許可を受けた店舗で販売している。こうすることにより，犯罪組織の収入源を断ち，ソフトドラッグ使用者を，ハードドラッグも扱う密売人との接触も断つことができるという。また，事実上，大麻の摂取が黙認されているように思える国もある。

　一方，わが国において大麻容認論を唱える人がいて，そのなかには「わが国に産する大麻はTHC含量が低いので，その栽培を制限する必要はなく，また，その栽培や所持は犯罪とすべきではない」と主張している人がいる。すなわち，「大麻に含まれるTHCは規制されるべきであるが，THCをほとんど含まないわが国の大麻の不法栽培を規制するのはまちがっている」という意見である。このことについて考えをめぐらすにあたっての前提がある。まず，THCにはヒトに対

し，幻覚作用などの社会生活を営むうえで何らかの不都合な作用のあることは確かである。この前提には異論がないと思う。さらに，大麻の基原植物はアサ1種だけであり，わが国で栽培されているTHC含量のごく少ない大麻であろうとも，継代したり栽培環境を変えたりすれば十分なTHCを生産しうる可能性はあることも事実である。

以上のことから，もしもわが国で許可を得たうえで栽培されている大麻を，THC含量の高いといわれるいわゆるインド大麻とは区別して，栽培や所持を許可を必要とせず一般に認めるということになれば，「同じものを区別する」という妙なことをしなければならないという矛盾に陥る。もとより，大麻解禁を訴える人が，わざわざTHC含量の少ない大麻を選んで栽培したり，使用したりするとは思えない。THCを含むから大麻に執着するのである。そのため，もしTHCに幻覚などの不都合な作用はないことか，あるいは，わが国で合法的に栽培されている大麻がインド大麻とは別の種でTHCをまったく産生しないということのいずれかが科学的に証明されないかぎり，大麻は法の規制を受けるといわざるを得まい。

6.4.3　医療用大麻の実態

大麻は大麻取締法の規制対象であるが，その幻覚主成分であるTHCは麻薬に指定されており，「麻薬及び向精神薬取締法」の規制対象となっている。前述のように，世の中には大麻容認論もあるが，大麻成分のTHCはまちがいなく幻覚剤なのである。

前述（1.4節参照）のように2016年10月，元女優高樹沙耶容疑者（当時53歳）が大麻を所持していたという容疑で逮捕された。彼女は「医療用大麻の解禁」を公約として国会議員に立候補したりし，医療に大麻を用いることを解禁させることを主張していたが，もとより医療用大麻というものは存在しない。結局は大麻そのものである。アメリカの一部の州（50州中24州）にて医療用大麻が解禁となっているというのが主張の一部であるが，その実態をご存知なのであろうか。きちんとした病院や診療所で大麻を使用するというようなことはありえない。大麻を手に入れたい「患者」は，「この患者には大麻の摂取を薦める」というような文言を一筆書いてくれる医師のもとを訪れる。アメリカの連邦法において，大麻はあくまでも違法薬物であり，ヘロインとともにスケジュールⅠにリストアップ

されていて，医療への応用はできない代物である。よって，医師は処方箋に「大麻」を書くことはできない。そのために処方箋ではない別の「書き物」（緑色の用紙なので俗にグリーンカードともいうらしい）となるわけである。さて，この書き物を持った患者が向かうのは薬局ではない。一応，州政府が認めているという「大麻販売所」である。そこで，患者の「病状」に合致する大麻を「大麻に詳しい店員」と相談し，手に入れることができるのである。先に述べたような「書き物」を書いてくれる医師がそう多くいるとは思えない。しかし，このような医師を見つけられない人は，グリーンカードを書いてくれる医師を雇っている「大麻販売所」に行けばよいという。

　大麻販売所は州政府の認可と書いたが，その認可は何と抽選だという。しかも，不法な大麻販売所が乱立し，これらに対して閉鎖を命じる州政府といたちごっことなっているともいわれる。また，ある州では薬剤師の常駐を条件としているというが，このようなビジネスに薬剤師はかかわらないでほしいものである。ある薬学系の雑誌の論説に「薬剤師の新しい活躍の場」と書いてあるのを見かけたが，これは暴論ではなかろうか。まともな薬剤師はけっしてこのようなダークな仕事に関与してはいけない。

6.5 ｜ その他の向精神薬

　ここまでにあげた薬物のほかにも，私たちの精神に作用する薬物がある。ここではそれらの一部について説明する。

6.5.1　ヒキガエルやマジックマッシュルームから得られる向精神物質

　幻覚剤としては，ヒキガエルから得られるセンソに含まれるDMT（ジメチルト

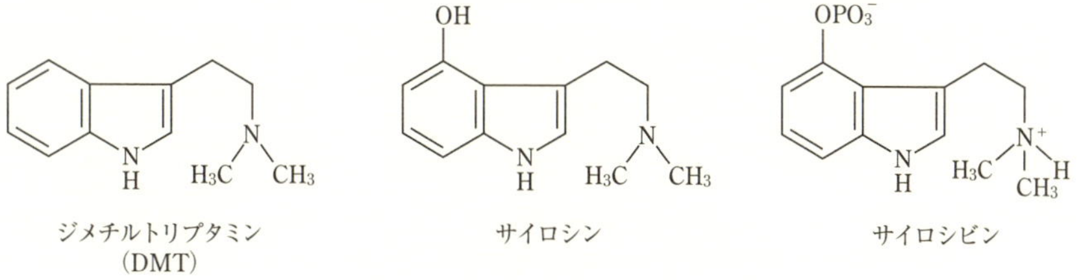

ジメチルトリプタミン　　　　　サイロシン　　　　　　　サイロシビン
（DMT）

図 6.7　DMT 骨格を有する向精神物質

リプタミン) もある (**図6.7**)。この化合物の化学構造の一部は危険ドラッグ成分
の基本骨格のひとつとなっている。

　この基本骨格をもった化合物のなかには, マジックマッシュルーム成分のサイ
ロシンやサイロシビンなどもある (図6.7)。なお, マジックマッシュルームに該
当するきのこは世界中に分布しており, わが国においてもヒカゲシビレタケなど
が存在する。これらのきのこが麻薬原料植物に指定された直後の2005年10月12
日には, 当時の小泉純一郎首相が首相官邸に生えていたきのこを鑑定してもらっ
たらヒカゲシビレタケであったという「事件」もあり, 話題となった。

　これらの化合物の化学構造は, 脳内伝達物質
のセロトニン (5-hydroxytryptamine；5-HT,
図6.8) によく似ており, その脳に対する作用
の発現はそのためではないかと考えられている。
このことは先に触れたLSD (図2.17参照) につ
いてもいえることであり, LSDの化学構造の一
部はセロトニンに類似している。

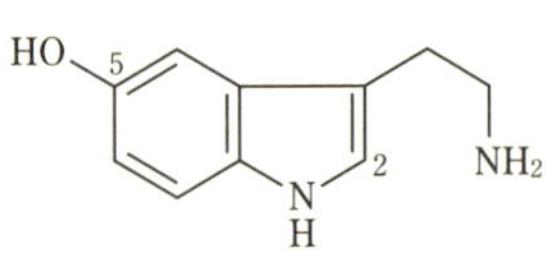

図6.8　セロトニン (5-HT)

6.5.2　覚醒剤とカートとやせ薬

　カート (khat) とは, ニシキギ科の*Catha edulis*の新鮮葉や枝から調製される
薬物で, おもにアラブ諸国で用いられている。カートの基原植物である*C. edulis*
はエチオピア原産で, 現在はアラビア半島南東部やアフリカ東部で栽培されてい
る。

　カートの有効成分は, 口で噛むことによって口内の粘膜や腸から吸収されるが,
カートを噛んで感情の病的昂揚状態に至るには大量の服用が必要である。その作
用は覚醒剤のアンフェタミンに類似し, 依存性を有するので, 習慣的に服用して
いる人々の生活を崩壊するといい, また食欲を減退させる作用もある。

　カートに含まれるアルカロ
イドとして, カータミン類と
称される一群のアルカロイド
類が知られており, カータミ
ン類の主成分にはカチンやカ
チノンがある (**図6.9**)。この

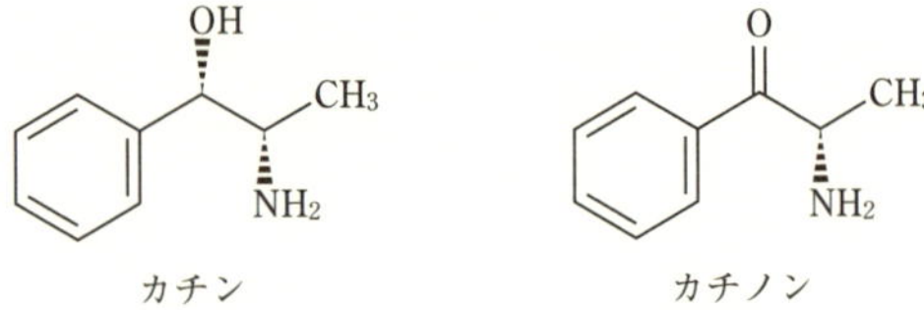

カチン　　　カチノン

図6.9　カチンとカチノン

うち，カチンはノルプソイドエフェドリンに該当する。

　カートに覚醒剤類似の作用があるのも当然で，カチノンなどのカートの成分は覚醒剤とよく似た化学構造を有している。カチノンは中枢神経系を興奮させる。しかしながら，カートがアンフェタミンと同様のこのような作用を有するにもかかわらず，アンフェタミン摂取の場合と異なり，カートの摂取によって精神異常をきたしたという報告は少ない。これはすでに述べたように，その状態に至るまでには大量のカートを必要とするためかもしれない。

6.5.3　覚醒剤とデザイナードラッグ（合成麻薬）

　メタンフェタミンやアンフェタミンのような覚醒剤などの化学構造の一部を変えて，規制されている物質とは別物となるように細工をした化合物が登場した。これらは，化学構造の一部を変えた（デザインした）ことから，デザイナードラッグ（designer drug）と呼ばれている。

　こうして登場した化合物のなかから，覚醒剤のメタンフェタミンやアンフェタミンの化学構造にそれぞれメチレンジオキシ基を付け加えてつくられたメチレンジオキシメタンフェタミン（MDMA）やメチレンジオキシアンフェタミン（MDA）が生まれている。さらに，MDMA分子中のメチル基をエチル基に変えたものがメチレンジオキシエタンフェタミン（MDEA）である。これらの薬物は，その創製の経緯から判断すれば，覚醒剤類縁化合物といってよい薬物であるが，現在は一般に合成麻薬と呼ばれており，「麻薬及び向精神薬取締法」の規制対象となっている（図6.10）。

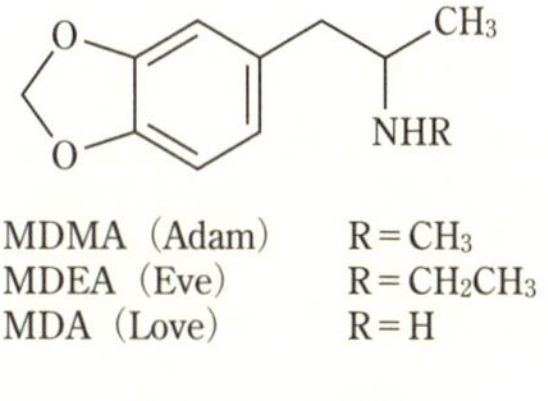

MDMA（Adam）　　R＝CH$_3$
MDEA（Eve）　　　R＝CH$_2$CH$_3$
MDA（Love）　　　R＝H

図6.10　合成麻薬

　これらのいわゆる合成麻薬のうち，MDMAはアダム（Adam）とも称される。これはMDMAのスペルが何となくアダムのスペルに似ているからであるという。それに対して，MDEAは主にイブ（Eve）と称され，MDAはラブ（Love）と称されている。しかし，これらの薬物のつくられたいきさつや化学構造を見れば，いかに名前がソフトであろうともその化学構造の基本骨格は覚醒剤であり，実態はヒロポンやシャブの仲間にほかならないことは一目瞭然である。

　これらのいわゆる合成麻薬のうち，マスコミなどを通じて現在，最もポピュラ

ーになったのがMDMAであろう。MDMAは，アダムのほかに，エクスタシー，X（エックス），バツ，ペケ，さらには錠剤で流通することからタマとも呼ばれるという。MDMAは1912年にドイツで合成され，その後，アメリカで心的外傷（PTSD）の治療薬として使用されたことがあるが，乱用が社会問題化したため1985年に非合法化された。

もとより，MDMAと銘打ちながらも，中身の保証はまったくない。MDMAは化学合成によって得られる薬物であるため，流通しているMDMAがたとえ純粋なものというふれこみであっても，合成過程の種々の中間物質や原料の不純物由来の化合物もかなり混じっている可能性があると思われる。すなわち，複合作用で何が起きるかわからない状態で使用しているということになる。たとえ「まちがいのない」MDMAを服用しても危険なのに，このような純度や中身の保証もないわけのわからないものが混入している可能性のあるものを服用してしまうという行動は，とても危険なことであると考えるのが正常な判断というものである。

6.5.4　グリーニー

2014年にわが国のプロ野球千葉ロッテマリーンズの一部選手に対し，「グリーニー」と呼ばれる薬物が使用されているのではないかという疑惑が起きた。グリーニーという名前は，そのカプセルが緑色をしているからそう呼ばれるものらしい。この疑惑は2000年代初めごろからあったという。

グリーニーは，クロベンゾレクス（clobenzorex）を主成分とするもので，クロベンゾレクスの化学構造は**図6.11**に示すように，覚醒剤のメタンフェタミンやアンフェタミン（図6.4参照）によく似ている。そして，その摂取により，集中力が増し，精神が高揚するという。

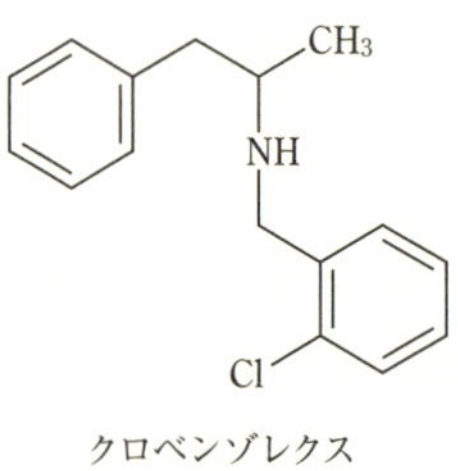

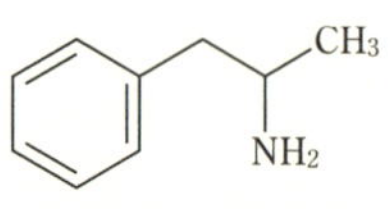

クロベンゾレクス

アンフェタミン

図6.11　クロベンゾレクスとアンフェタミン

6.5.5 γ-ヒドロキシ酪酸と亜硝酸イソブチル

　向精神薬のなかには，γ-ヒドロキシ酪酸（γ-hydroxybutyric acid；GHB）や亜硝酸イソブチルのような簡単な化学構造を有する化合物もある。γ-ヒドロキシ酪酸（図6.12）は，脳内の神経伝達物質のGABA（γ-aminobutyric acid，γ-アミノ酪酸）と似た化学構造を有する化合物であり，2001年11月25日以降，麻薬指定された。海外製の媚薬に含有されることもあるが，過量投与で痙攣や意識障害が起きる。

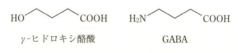

γ-ヒドロキシ酪酸　　　　　　　GABA

図6.12　γ-ヒドロキシ酪酸とGABA

　一方，亜硝酸イソブチル（図6.13）は，狭心症発作に応用される亜硝酸アミルの化学構造に類似した化合物である。亜硝酸イソブチルはラッシュ（RUSH）と称される危険ドラッグの主成分となっている薬物である。

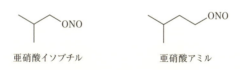

亜硝酸イソブチル　　　　　　亜硝酸アミル

図6.13　亜硝酸イソチブルと亜硝酸アミル

第 **7** 章

危険ドラッグの誕生

——新しい問題——

　第6章では，ヒトが出合ってきた薬物のなかでも，麻薬，覚醒剤，大麻と称されるもの，および向精神作用をもつ薬物の一部について，その概要を述べてきた。その後，同じく向精神作用をもつ薬物として「危険ドラッグ」と称されるものが誕生した。本章においてはまず，危険ドラッグの誕生過程について述べ，さらに現状から将来への対処方法について述べていく。

　ある薬物を1回使っただけで，かなりの確率ですぐに死んでしまう場合，この薬物は薬物というよりもむしろ毒物であり，こういうものをヒトは通常，快楽のために服用しようとは思わないだろう。よって，このような薬物は薬物濫用という観点からはあまり問題にならない。困るのは，使うことによってあまり命にかかわることはないが，快楽を含む何らかのからだの変化が得られるもの，すなわち幻覚が生じたり気分がよくなったりしてまた使ってみたくなるもの，そして使っているうちにやめられなくなり，精神病の症状が出たり暴れたりするようになるものの存在である。

　しかしながら，このような薬物のなかには，服用時にはまったく自覚症状がないものの，長い目で見ると発がん性があったり，腎臓や肝臓といった臓器に修復の効かないダメージを与えてしまったり，脳障害を与えてしまったりするものがあることが十分に考えられる。このような危険性もはらむことは，もちろんすぐにはわからないことが多い。このような薬物に手を出している人に対しては，「これらの危険に対峙する覚悟があるのか」と聞きたい。

　危険ドラッグの始まりは，法律に触れずに使える大麻，すなわち合法大麻をつ

くり出すことであった。そこでつくられたのが，植物の乾燥品に，大麻の主成分であるTHC（テトラヒドロカンナビノール）様の作用を有する化合物をしみ込ませたものである。2004年ごろから欧州を中心に"Spice（スパイス）"という名称の商品が芳香剤として販売されてきた。この商品を喫煙すると，大麻のような作用が現われることから若者の間で人気を博したが，このものからはその後，合成カンナビノイド（THC類似の活性を示す化学合成された化合物）である CP47,497 や JWH-018 などが検出された。

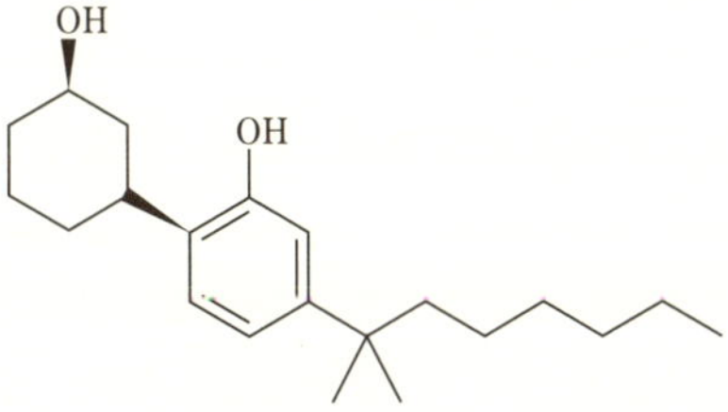

図7.1　CP-47,497 と JWH-018

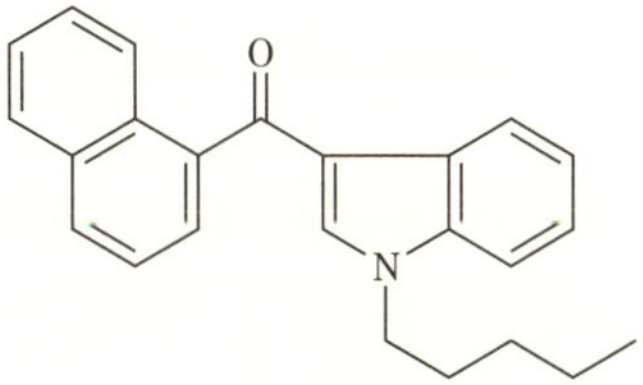

　これらのような薬物は，合法ドラッグ，脱法ドラッグ，合法ハーブ，脱法ハーブなどと称されていたが，いずれも同じ薬物群を指す。特にメディアでは，非難のニュアンスをこめて主に「脱法ドラッグ」と呼んでいた。そして，一方，厚労省は「脱法ドラッグ」という名称を嫌い，「違法ドラッグ」と呼んでいた。しかし，2014年7月からはこれらをすべて統合して「危険ドラッグ」と称することになった。その直前の2014年6月24日には，池袋で「危険ドラッグ」を服用して車を運転し，大勢の死傷者を出した事故を引き起こした事件もあった。

7.1 ｜ 危険ドラッグの誕生

　21世紀を迎え，私たちは新しい薬物の脅威に晒されることとなった。すなわち，危険ドラッグの誕生である。すでに述べたように，危険ドラッグは最初，大麻の幻覚成分であるTHCと同じような作用をもっていて，しかも法律で規制されていない化学物質を植物材料にしみ込ませて乾燥させたものを大麻の代わりにしようとしたものであった。そして，このような代物の新しいものが出るたびに

規制され，また形を変えた別の化合物をしみ込ませたものが現われるという「いたちごっこ」が展開され，そのうち，しみ込ませる薬物がTHC類似のものとは似ても似つかぬものも現われてきた。しみ込ませる薬物のなかには覚醒剤類似のものも現われ，初期のものとはだいぶ異なるものも出現してきたのである。

　さらに，このような薬物を植物にしみ込ませずに，そのまま摂取するものもあり，わが国では「お香」や「クリーナー」などという名目で販売されていたことは記憶にある方も多いと思う。薬物を植物片にしみ込ませて植物由来の薬物を思わせるやり口（3.3.1項参照）は，わが国の人々の漢方薬などの植物を原料とする薬への信頼性を逆手にとったもので，実に悪質であると思う。そういえば，植物片に化学合成薬をまぶした薬物には，かつて中国から輸入されたステロイド剤入りの偽漢方薬という代物もあった。これをリューマチに苦しむ人々が使い，結局，リューマチの症状は好転しても，その後，ステロイド剤の副作用に悩まされることになったのである。

　危険ドラッグの危うさには，その正体が摂取する人にはわからないこともある。たとえば，あなたはゴキブリの浮いたラーメンを食べようと思うだろうか。ラーメンにゴキブリが浮いているような場合にはすぐにわかるのだが，わけのわからぬ薬物が錠剤のような形に加工されてしまうと，そこに何が含まれているかは一般にはわからない。危険な薬物も錠剤のような形に加工したり，植物片にしみ込ませて乾燥させてしまうとまったくわからなくなるのである。このような，何を体内に入れてしまうかまったくわからない状況であることの危険性を理解していただきたいと思う。

　ところで，一般に知られているヒロポンは，タイでは「ヤーバー」（Yaba tablets）と呼ばれる錠剤として出まわっており，カフェインも混ざっているといわれるが，実際には何が入っているか保証はない。なお，「ヤー」は薬，「バー」は狂気の，あるいは気がちがった，という意味だそうである。

7.1.1　自分のからだで遊ぶヒトの性（さが）

　ヒトはどうやら自分の身体に何らかの化学物質を入れて，変化を楽しむという性（さが）をもっているようである。その最も身近なものは，アルコールの摂取であろうか。かつてのヨーロッパでは，笑気ガス遊びというものがはやった。このガスを吸うと，顔が笑ったように変化するという，いわばパーティグッズである。また，

ヘリウムガスを吸い込んで話すと，甲高い声になることが知られている。ただ，2015年1月にアイドルの撮影においてローティーンの少女がヘリウムガスを吸い，事故を起こしてしまった事件も起きたので注意をうながしておきたい。

1960年代にはシンナー遊びがはやった。ビニール袋に入れたシンナーを吸う姿が，あんぱんを食べるような格好だったので，シンナーは「あんぱん」と呼ばれていた。当初はシンナーそのもの，すなわち，トルエン，酢酸エチル，メタノールなどの混合物を使っていたが，やがてトルエンだけを使うようになった。

なお，1960年代には，ヒッピーと称される人たちが全世界に広がり，大麻やLSDの広がりにもつながった。日本でもフーテンと称される人たちが現われ，シンナーでいわゆる「ラリッた」状態になることがはやったのもこの時期である。

その他，ハルシオン（トリアゾラム）やハイミナール，レンドルミンを使った睡眠薬遊びもはやった。ハイミナールは，非バルビツール系の催眠・抗痙攣薬である。主成分はメタカロンで，もともとは抗マラリア作用の検討中に催眠作用を有することが発見されたものである。

もとより，飲酒，喫煙，喫茶にかかわる化合物であるアルコール，ニコチン，カフェインも，ヒトの脳に何らかの作用をもたらす化合物であり，それぞれの毒性も比較的高いものである。

7.1.2　危険な薬物と人類との遭遇

モルヒネ同様の鎮痛作用をもつ合成麻薬の研究が1930年代からはじまり，1960年代に合成麻薬のフェンタニルが開発された（**図7.2**）。2016年4月のアメリカのシンガーソングライターのプリンス（1958-2016）の死は鎮痛剤フェンタニルによるといい，一度に400万円分も購入していたという。

やがて，その類似化合物が合成ヘロインとして密造されるようになり，こうしてつくられたもののひとつにα-メチルフェンタニルがあった（図7.1）。当初は，これがヘロインでもフェンタニルでもないので，不

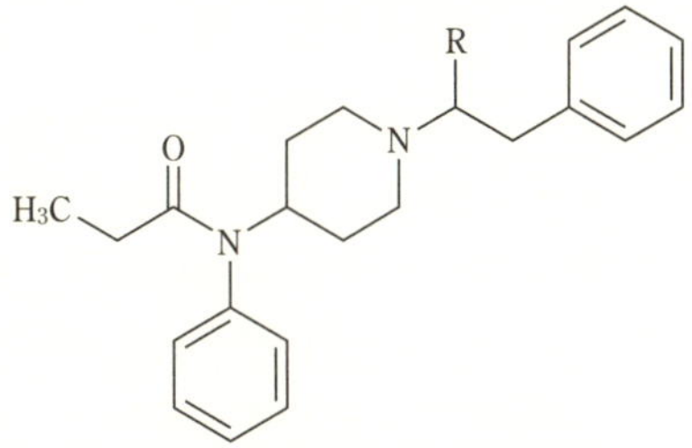

フェンタニル	R＝H
α-メチルフェンタニル	R＝CH$_3$

図7.2　フェンタニルとα-メチルフェンタニル

法製造や密造としては摘発できなかった。しかし，これがアメリカ連邦薬物規制法の「スケジュールⅠ」薬物として規制対象になると，次々と類似物質が出まわることになった。1982年ごろに出まわった「チャイナ・ホワイト」と称される薬物は，使用者にパーキンソン病を発症させることがわかった。1982年7月にこの薬物を3日間使い続けた42歳の男は，身体がねじれ，涎まみれで口もきけず，身体中のあらゆる筋肉が硬直し，まさに「生きた彫刻」状態となってしまった。

　また，モルヒネ（図2.14参照）類似の薬物であるテバインからオキシコドンが調製された（**図7.3**）。2014年，トヨタのアメリカ人女性常務がオキシコドンの密輸をしたということで騒ぎとなった。また，太宰治はオキシコドンを含むパビナール（pavinal）の中毒患者であったことが知られている。

　栽培してはいけないケシのなかにハカマオニゲシというものがあるが，このケシからはモルヒネやコデインは得られないが，テバインが採取されるので，その栽培が「麻薬及び向精神薬取締法」にて規制されているのである。

　ケタミン（ketamine）も合成麻薬の一種であり，1960年代にPCP（フェンサイクリジン）に替わる麻酔剤として開発された（**図7.4**，**7.5**）。しかしながら，まもなくケタミンにも幻覚作用や依存性のあることがわかった。この化合物は当初，ベトナム戦争に従軍し負傷した兵士たちの治療に使われたが，魂が肉体から抜け出したような不快な臨死体験や恐い幻視体験のような幻覚作用もあるため，その使用がしばしば嫌がられたそうである。1965年には人体への使用が禁止されている。わが国では，PCPやケタミンは「麻薬及び向精神薬取締法」によって麻薬に指定されている。

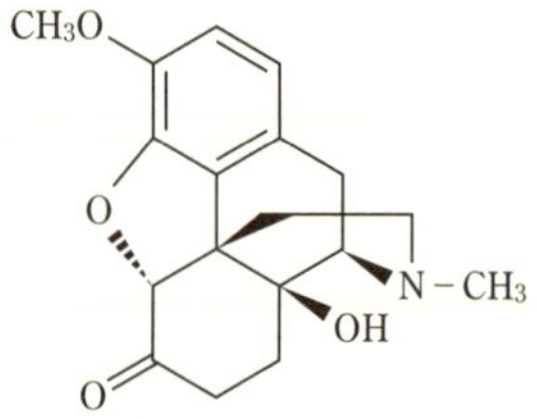

図7.3　オキシコドン

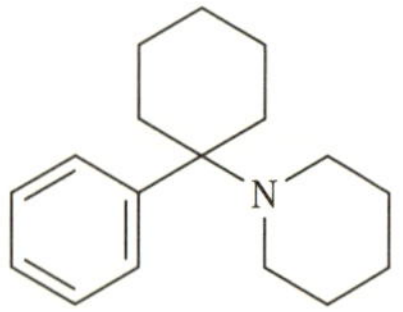

図7.4　PCP（フェンサイクリジン）

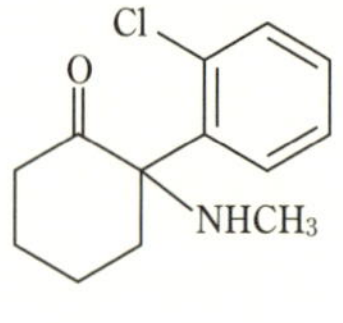

図7.5　ケタミン

7.1.3　麻薬，覚醒剤，大麻，向精神薬と危険ドラッグの関係

　すでに述べたことも含むが，これらの関係を時系列に整理しておこう。大麻の幻覚主成分であるTHC（テトラヒドロカンナビノール）が明らかにされると，こんどは大麻の幻覚成分であるTHCが脳内で結合する受容体（カンナビノイド受容体）が明らかになった。このことから，この受容体に結合する化合物が探索され，種々の化合物が発見された。この過程で見いだされたものは「カンナビノイド」と称された。

　このような背景ができあがると，大麻には規制があるから，こんどはこれらカンナビノイドを植物片にしみ込ませて合法な大麻を作製しようという考えに至り，THCの受容体に結合するカンナビノイドがTHCの代わりに使われることになった。そのような例にはCP-47,497やJWH-018のようなものがあった（図7.1参照）。JWHとは，その開発者のジョン・W・ハフマン（John William Huffman；1932- ）のイニシャルである。

　そして，合法大麻や合成大麻と称された代物をつくり出そうという考えのもとに出現したのが，当時，「合法ハーブ」「脱法ハーブ」などと称されたものであったのである。なお，「合法ハーブ」とは，「ハーブ」と「合法」という2つのキーワードを使用した，安全・安心を思わせる巧妙なネーミングであった。やがて，薬事法（当時）の規制をまぬがれるために，お香，芳香剤，ビデオデッキクリーナーなどとして販売されるようになり，2008年ころまでにはわが国でもこれらの薬物のなかで最もよく広まった「スパイス(Spice)」が登場したのである。

　そして，いわゆる合法ハーブの初期のものは，このようなカンナビノイド受容体に結合する化合物を植物にまぶして乾燥したものであった。規制されている大麻に対して，非合法のTHCを含まず，しかし大麻と同じような使用感を有するものをつくり出そうという思想があったわけである。実際に，このような薬物をアメリカでは「合成大麻」あるいは「ニセ大麻」というような名前で呼ばれていたとのことである。そのような目的で使われた化合物として出てきたものが前出のCP-47,497やJWH-018であった。一方，乾燥植物片のほうであるが，ラズベリーやビロードアイの乾燥葉が使用されている例が多かったようである（東京都薬用植物園薬事資料館情報，2017年）。

　これらのなかでも，ヨーロッパで登場したSpiceはたいへんよく売れ，わが国でも最盛期には，その自動販売機まで登場した。このSpiceがわが国における合

法ハーブの原型となった。日本ではお香や芳香剤などとして販売され，「服用しないこと」などとしらじらしい説明がされていたのである。

さらには，これらのカンナビノイド系化合物をしみ込ませたもの以外にも，それまでにデザイナードラッグなどと称されていた，いわゆる「脱法ドラッグ」系のものを植物片にまぶしたものも次々に出現した。これらの，漢方薬などの天然物由来薬を装って安心感を醸し出すというやり口と悪質さは，かつて中国から輸入された偽漢方薬による事案（3.3.1項参照）とよく似ている。化学合成薬を乾燥植物にまぶしてつくられた偽漢方薬が，やせ薬として中国から輸入されたというものであった。

いわゆる，これら合法ハーブを使用した人へインタビューしたことがあるが，中身を知らずに服用していたものの，最初のころに使用していたものは服用すると"まったり"とするものであったが，その後に販売されるようになったものは"パキーン"という感じになったという。この変化はまさに，混ぜ物が大麻系の作用のものから，覚醒剤系の作用のものへと変化したことをまざまざと示している。

7.1.4 大麻とカンナビノイド受容体と危険ドラッグ

いわゆる危険ドラッグは，どんなにひどい作用が出ようと誰も責任を取るわけもなく，まったく無責任につくり出された薬物がほとんどである。なにが起こるかはまったく不明である。もちろん，フラッシュバックのような危険性も考えられる。しかし，わけのわからないものはこのような作用が起こるのかどうかも不明なのである。少々皮肉な言い方だが，このようなわけのわからない薬物を服用してしまった人にはぜひその作用をモニターしてもらうことを薦めたい。人類がいまだにわからない貴重な情報源となることであろう。ただし，その場合，服用したものが何かがはっきりわかる必要がある。複数のものが混ざったものを服用したのではあまり役に立つまい。

このような危険ドラッグの源をたどると，1990年代初め，MDMAなどのエクスタシーと称されていた薬物が法規制され，それに代わってハーバル・エクスタシーとして登場したものに行き着く。MDMAおよび関連化合物は覚醒剤の類似化合物であるが，1910年代にメルク社が食欲抑制剤として開発したものである。しかしながら，副作用が強いためその商品化が断念された。わが国では1989〜1990年にこれらを麻薬に指定した。実際にこれらの薬物がわが国に流入しはじ

めたのは2000年ころからである。

　国連薬物犯罪事務所（UNODC）によれば，1990年代後半でのエクスタシー使用者は全世界で450万人と目され，その大半が青少年であったとしている。エクスタシーにはたくさんのストリートネームがあり，そのなかには，アウディ，オメガ，クラウン，シャネル，ナイキ，ピカチュウ，ペンタゴン，レクサス，BMWなどがあったという（ミシェル・オートフイユ，ダン・ヴェレア著，奥田潤・奥田陸子訳：『合成ドラッグ』，文庫クセジュ，白水社，2004年，p.67）。

7.2 ┃ 危険ドラッグと私たち

　危険ドラッグの現状として，どこでどうやって製造され，また販売されているかということ，そして，危険ドラッグを服用しての事故の実例などを見ながら，その危険性がどこにあるかを検証したい。

　わが国とアメリカにおける危険ドラッグの出現の仕方は少々異なるところがありそうだ。わが国においては，その出現のプロローグは中国からのステロイド系化合物の混入した偽漢方薬や，やせ薬としてやはり中国から輸入された偽漢方薬が出発となっているように思われる。すなわち，わが国の国民の漢方薬に対する信頼性を逆手に取ったもののようである。

　これに対してアメリカでは，規制のある大麻に代わる合成大麻あるいは偽大麻をつくろうとしたところから始まったように思われる。それまでの大麻の幻覚主成分であるTHCの研究において，THCが結合する受容体が発見され，この受容体に結合する化合物，すなわち合成カンナビノイド（THC受容体に結合する化合物）がたくさん生まれた。そこで，これら合成カンナビノイドを適当な植物片にしみ込ませれば，法律に引っかからない大麻（合成大麻）となるという考えが芽生えたのである。

7.2.1　危険ドラッグの製造と販売

　わが国に広まっている危険ドラッグの主な生産地は中国であり，その原料の化学合成にはある程度の大きな設備が必要と思われる。製造を請け負う中国人の女性化学者らしき人をテレビで見たことがある。淡々と化合物の話だけをしており，化学構造を変えるところを得意そうに話していたが，実はある化合物の一部を変

えたものなど1000でも2000でもすぐに思いつく。化学構造の一部を変換することは，まったく難しくないことなのである。かわいそうな歪んだ化学者くずれの姿を見た気がした。化合物の構造を変化させることは容易なことであるが，一方，化合物の生物活性は化学構造のわずかな変換でべらぼうに変わることがあり，その生物活性の予測をすることはほとんど不可能である。

7.2.2　危険ドラッグの危うさ

　危険ドラッグは，いわば毒として見ることが必要であると思う。わが国では，いわゆる漢方薬というものへの妄信ともいえる信頼感があり，自然界の植物由来の薬を服用することへの恐怖感がないことが，危険ドラッグ服用へのきっかけとなっている。すなわち，漢方薬への信頼感が，危険ドラッグへ向かわせているという危険な関係があると思う。

　危険ドラッグが，かつて合法（脱法）ハーブと称されたころ，何か向精神作用のある新しい薬草が見つかったというような誤った情報が流れたことがある。これはまったくの勘ちがいである。向精神作用のある植物としてはこれまでに，大麻やケシ，カートやメスカルボタン（サボテンの一種），コカ，マジックマッシュルームなどが発見されているが，そう簡単にその他のものが見つかるわけがない。

　いわゆる危険ドラッグには何が混ざっているかわからない，ということも危険因子である。故意に覚醒剤を混ぜた例もあるが，化学合成途中の不純物が混ざることも当然考えられる。そして，これらの混入物の存在により，どんな作用が出るのかは，実際に発現した作用のほかはわからない。ましてや，将来の発がん性や催奇形性，脳や臓器への毒性などわかるわけがない。このような恐ろしい化合物を安易に体内に入れることが，どんなに危険なことかを知らなければならない。

7.2.3　危険ドラッグそのものの危険性はどこにあるのか

　当然のことながら，危険ドラッグに解毒薬はない。それもそのはずで，古来知られているモルヒネや大麻にも完璧な解毒薬はないのだから，ポッと出の危険ドラッグに解毒薬などあるはずがない。何とか治療として実行できることは，当該薬物を使用した者を隔離し，暴れたら鎮静剤を投与し，呼吸困難に落ち入れば人工呼吸を施すなどの対処療法を行ない，体内に残っている危険ドラッグが代謝されるのを待つほかはない。しかし，危険ドラッグがいったいいかに代謝されてい

くのか，実際に代謝されて体内からなくなるのか，または体内に蓄積されるのか，代謝されたものに何らかの毒性がないのか，などはいっさい不明である。さらに，代謝される前にすでに遺伝子や脳を破壊してしまっている可能性もある。遺伝子が破壊されてがんを発症するかもしれないし，子供に奇形が生じるかもしれない，さらに，脳を破壊して一生，何らかの障害に悩む可能性もある。それだけの危険をおかす可能性のあるものを服用するなんて，自殺行為以外の何物でもない。薬物のなかには，モルヒネやコカインのように薬としての効果の得られる場合があるものの，その使い方のまちがいによって危険な状態となるものもあるが，その毒性や代謝などはすでにかなりよく知られている。これに対して，危険ドラッグはいかに使おうとも，その薬物の服用そのものが危険なのである。この段をよく理解してほしい。

7.2.4　薬物が医薬品となるまでの過程が完全にぬけている

　薬物が医薬品となるには，薬物に情報が加わる必要がある。すなわち，薬物＋情報＝医薬品である。この情報のなかには，薬物の効果のほかに，急性や慢性毒性，そして副作用と呼ばれるものや，代謝，すなわち体内でどのように変化して体外に出ていくのか，さらには遺伝毒性といって子孫への悪影響がないかどうかなど，きわめて慎重に多くの情報が盛り込まれるのである。私たちがふつう使用している医薬品には，それだけの情報が加わってようやく使われるものとなっている。それでも予期せぬ副作用が生じたりしているのである。だから，このような情報がいっさいない危険ドラッグが，いかに危険なものであるかが理解していただけると思う。

　ある新規につくられた化合物が生体にどんな作用を及ぼすかを調べることは，実にたいへんな仕事である。もし，何らかの医薬品になる可能性のある化合物が発見された場合，薬の開発者はその効き目はもちろんのこと，いかにその化合物がからだに吸収されて，最後にはどのように代謝されて体外に出るかまでもしっかりと調べる。慎重にかつ広範囲の毒性や副作用，代謝産物，発がん性，次世代に対する催奇形性なども調べているのである。よって，新薬の開発には巨大な資金と大組織が必要となる。しかし，危険ドラッグについてはこのような過程はまったく省かれている。まったく「無し」なのである。服用した者は，後遺症の問題，不可逆的な臓器や脳の障害など全部の危険を背負うことになる。やめれば元

のからだに戻る保証もまったくないのである。危険ドラッグを服用するということは，このような危険な代物の作用（毒性）を自ら買って出て，モルモットとなっているといってまちがいない。

7.2.5 危険ドラッグの規制

　危険ドラッグがまだ脱法ドラッグとか合法ハーブなどと呼ばれていたころ，これらが自動販売機でも扱われた時期があった。2015年1月16日付の毎日新聞によれば，危険ドラッグ販売店を経営していた50代の男の話として，危険ドラッグは店舗やネット販売から，宅配（デリバリー）に移行しているという。すなわち「飛ばし」と呼ばれる携帯電話で顧客と直接連絡をとっての商売がメインとなっているらしい。店舗販売をしていたころは1日に50〜60人の客があり，月の売り上げは700〜800万円。報酬は月に100万円ほどだったという。

　危険ドラッグによって，もしかしたら世界中で膨大な数の人たちが長期的な副作用に苦しむことになる恐れがある。危険ドラッグの規制については，つくられた化学物質に規制をかけても，結局はイタチゴッコとなってしまうことは確実である。一刻も早く有効な規制策を講じてほしいと願い，そして危険ドラッグという名前が一刻も早く過去のものとなってほしいと願っている。

おわりに

　私は花卉園芸が好きであることをきっかけとして薬学に進学した，いわば少々変わり者である。一般に薬学に進学する人は，「薬剤師となって患者さんの役に立ちたい」とか「よい薬を開発したい」といった動機が多いと思われるが，私には入学当初，医療や薬についての興味はまったくなかった。もとより幼いころからの病院嫌い，白衣嫌いでもあり，医療には興味をもちようもなかったのである。薬学という学問が大好きになった今でも，薬局の業務には大いに興味があるものの，申しわけないが，いまだに病棟に出るなどの病院における臨床薬学の仕事にはほとんど興味をもつことができない。今でも，このような活動（チーム医療）には若干懐疑的なのである。そのため，この方面の活動に熱心な薬剤師の先生方や学生たちにとって，この本は少々不快な記述が多いかもしれない。私には，チーム医療に真剣にたずさわっている薬剤師の先生方の足を引っ張る気持ちはさらさらないことは理解していただきたい。ただ私は，薬剤師にとっては，まずは街の薬局における活躍が評価され，期待されるようになることが肝要であろうと思っているのであるが，いかがであろうか。

　私事になるが，大学入学後に，生薬学や薬用植物学の講義を受講して，これらの学問と園芸植物との関係が実に深いということがわかり，まさに狂喜乱舞した。私はすでに当時，講義に出てくる薬用植物のかなりのものについては，単に知っているのみならず栽培経験もあったのである。このように，まったく気ままな動機で薬学に入り込んだのであるが，私にとって薬学が興味と合致する学問であったことはまことに幸いであった。そして，今では「薬学大好き人間」となった。

　その後わかってきたのであるが，世界的に有名な植物園の前身は薬草園であったところが多い。イギリスで2番目に植物の種類を有するというエジンバラ市内北部にある王立植物園（Royal Botanic Garden, 約28万平方メートル）は1670年に発足した薬草園を起源としているし，わが国の小石川植物園（約16万平方メートル）ももともとは1684年に徳川幕府が設けた小石川御薬園と呼ばれていた薬草園であったことは私たちの知るところである。そして，これらの薬草園が植物研究の中心となって植物学が発生し，発展していったという事実もある。薬学は

このように，もとより植物学ととても密接な関係のある学問分野だったのである。だから，私は薬学に進学したいという高校生がいると必ず「植物は好きですか？」と聞くことにしている。

　一方，医療系の学問のなかでも特に個々人の治療に興味をもっているにもかかわらずこの分野に入り込んでしまった人には薬学は多少難儀な学問分野であるかもしれない。かつて，ビートたけしさんと新潮社の企画で対談した際（達人対談，毒の達人船山信次 vs. ビートたけし，毒にも薬にもなる話，『新潮45』2005年12月号，pp.150-161／新潮文庫『たけしの最新科学教室』に再掲），「有毒物質で中毒した場合どうしたらいいか」という話となり，「適当な解毒剤というもののないものが多く，まずは医療機関に急ぎ，胃洗浄や，呼吸の確保，そして対症療法などということになりましょうか」とお答えし，さらには「フグで中毒したときは？」とのことなので，「この場合も医療機関に急げですね」とお話したら，ボソっと「薬学は助けないんですね」とおっしゃられた。ちょっと刺激的な言葉ではあったが，ああこれぞまさにそのとおりだと思った。中毒したときの対処法である胃洗浄や呼吸の確保，そして種々の症状に対する対症療法はみな結局は医学的処置なのである。簡単なことであるが，そして本文でも何回か書いたが，基本的に，業として常に個々の患者を直接助けることに特に興味があったら，薬学はどちらかといえば不向きで，そういう方は薬学ではなく，医学や看護学をめざすべきなのであろう。一方，ものとしての薬やその文化，その適正使用の指導などに興味があったら，薬学という学問や薬剤師という職業ほどピッタリのものはない。

　医療に薬は不可欠のものであり，そして，あまたある医療職のなかで薬の専門家は薬剤師だけである。この立場にある薬剤師養成の教育年限が6年間に延長された今日，今後どのようなスキルと意識をもってその専門家としての矜持を保っていくのかが改めて問われていると思う。

　この本の企画から完成に至るまで慶應義塾大学出版会の浦山毅氏にたいへんにお世話になった。記して厚く御礼申し上げる。大麻についての記載（6.4節）は日本薬学会の会員誌『ファルマシア』に掲載された拙文（52巻9号，827-831，2016年）に手を加えたものである。記載の許可に感謝する。また，著者の執筆活動を静かに見守ってくれている家族にも感謝したい。

　　　　　2017年夏　せみしぐれの中の日本薬科大学キャンパスにて

参考文献

1） 朝比奈泰彦編：正倉院藥物，植物文獻刊行會，大阪（1955）
2） 阿部和穂：危険ドラッグ大全，武蔵野大学出版会（2016）
3） 有村朋美：プリズン・ガール，ポプラ社（2005）
4） 池田美恵訳：パイドン，中央公論社（1966）
5） 伊佐山芳郎：現代たばこ戦争，岩波新書（1999）
6） 伊沢凡人編著：薬学の創成者たち，研数広文館（1977）
7） 石川元助：毒薬，毎日新聞社（1965）
8） 石田行雄：不老不死と薬–薬を求めた人間の歴史，築地書館（1992）
9） 石橋長英・小川鼎三・木村康一監修：薬と人間，スズケン（1982）
10） 井上堯子：乱用薬物の化学，東京化学同人（2003）
11） 井上尚英：生物兵器と化学兵器，中公新書（2003）
12）「飲食物・嗜好品と医薬品の相互作用」研究班編：飲食物・嗜好品と医薬品の相互作用，じほう（1998）
13） 植松黎：毒草を食べてみた，文藝春秋社（2000）
14） 大熊規矩男：タバコ，現代教養文庫，社会思想研究会出版部（1961）
15） 大熊規矩男：日本のタバコ，現代教養文庫，社会思想社（2003）
16） ミシェル・オートフイユ，ダン・ヴェレア（奥田潤・奥田陸子訳）：合成ドラッグ，文庫クセジュ，白水社（2004）
17） 片田珠美：一億総ガキ社会–「成熟拒否」という病，光文社（2010）
18） 神谷力：被疑者，かや書房（1995）
19） 河畠大四編：オウム全記録，週刊朝日緊急増刊（2012）
20） ド・クインシー（野島秀勝訳）：阿片常用者の告白，岩波文庫（2007）
21） 宮内庁正倉院事務所編（柴田承二監修）：図説 正倉院薬物，中央公論新社（2000）
22） ジャン・コクトー：阿片，講談社（1996）
23） 小林司：心にはたらく薬たち，人文書院，京都（1993）
24） 小森榮：あぶないハーブ，三一書房（2012）
25） 佐藤哲彦・清野栄一・吉永嘉明：麻薬とは何か–「禁断の果実」五千年史，新潮選書（2009）
26） 佐藤有樹・山本卓：薬物依存，ベスト新書（2009）
27） 佐谷圭一：若き薬剤師への道標，薬事日報社（2009）
28） ジーボルト（斎藤信訳）：江戸参府紀行，平凡社（1967）
29） 澁澤龍彦：毒薬の手帖，河出書房新社（1984）
30） 清水藤太郎：日本藥學史，南山堂（1949）

31)　T. ステファン，R. ブリンナー（本間徳子訳）：神と悪魔の薬サリドマイド，日経BP社（2001）

32)　砂野哲：薬科大学において「薬剤師教育」と「医療教育」はなされているか，薬事日報社（2005）

33)　高田明和：誰も知らないサプリメントの真実，朝日新書（2009）

34)　高橋晄正：漢方薬は危い，株式会社経済界（1992）

35)　高山一彦編・訳：ジャンヌ・ダルク処刑裁判，現代思想社（1971）

36)　武田邦彦：大麻ヒステリー−思考停止になる日本人，光文社新書（2009）

37)　辰野高司：日本の薬学，紀伊國屋新書（1966）

38)　田所作太郎：毒と薬と人生，上毛新聞社，前橋（1998）

39)　A. T. Tu：中毒学概論−毒の科学，薬業時報（1999）

40)　常石敬一：消えた細菌戦部隊−関東軍第七三一部隊，筑摩書房（1993）

41)　常石敬一：医学者たちの組織犯罪−関東軍第七三一部隊，朝日新聞社（1999）

42)　常石敬一：20世紀の化学物質−人間が造り出した“毒物”，日本放送出版協会（1999）

43)　常石敬一：毒物の魔力−人間と毒と犯罪，講談社，東京（2001）

44)　鳥越泰義：正倉院薬物の世界，平凡社新書（2005）

45)　辻川健治：新たな違法ドラッグ：合成カンナビノイド，ファルマシア，46巻693頁（2010）

46)　アマール・ナージ：トウガラシの文化誌，晶文社（1997）

47)　内藤裕史：中毒百科−事例・病態・治療，南江堂（2001）

48)　内藤裕史：健康食品・中毒百科，丸善（2007）

49)　長木大三：北里柴三郎とその一門，慶應通信（1989）

50)　中野信子：脳内麻薬，幻冬舎新書（2014）

51)　長野智子：麻薬の運び屋にされて，扶桑社（2003）

52)　中村希明：薬物依存，講談社ブルーバックス（1993）

53)　西山英雄：漢方薬と民間薬，創元社，大阪（1963）

54)　日本薬学会：日本薬学会百年史，日本薬学会（1982）

55)　日本薬局方百年史編集委員会編：日本薬局方百年史，日本公定書協会（1987）

56)　根元曾代子：朝比奈泰彦伝，廣川書店（1966）

57)　秦佐八郎論説集編集委員会編：秦佐八郎論説集，北里研究所・北里学園（1981）

58)　馬場錬成：大村智物語，中央公論新社（2015）

59)　林一：日本の薬学教育，日本評論社（2000）

60)　林一：薬学のためのアリバイ工作，海鳴社（1983）

61)　ウィリアム・バロウズ，アレン・ギンズバーグ（山形浩生訳）：麻薬書簡（再現版），河出文庫（2007）

62)　ルネ・ファーブル，ジョルジュ・ディルマン（奥田潤・奥田陸子訳）：改訂新版薬学の歴史，文庫クセジュ，白水社（1973）

63) マーティン・ブース（田中昌太郎訳）：阿片，中央公論社（1998）

64) 福田実：私は薬に殺される，幻冬社（2003）

65) 船山栄七：民間療法，明玄書房（1972）

66) 船山信次：正倉院薬物，ファルマシア，28巻1131頁，日本薬学会（1992）

67) 船山信次：ニューギニアの鳥類よりバトラコトキシン類の有毒アルカロイド発見，ファルマシア，29巻1144頁，日本薬学会（1993）

68) 船山信次：アルカロイド−毒と薬の宝庫，共立出版（1998）

69) 船山信次：図解雑学 毒の科学，ナツメ社（2003）

70) 船山信次：毒と薬の科学−毒から見た薬・薬から見た毒，朝倉書店（2007）

71) 船山信次：毒と薬の世界史−ソクラテス，錬金術，ドーピング，中公新書（2008）

72) 船山信次：〈麻薬〉のすべて，講談社現代新書（2011）

73) 船山信次：毒−青酸カリからギンナンまで，PHPサイエンス・ワールド新書（2012）

74) 船山信次：毒草・薬草事典，サイエンス・アイ新書（2012）

75) 船山信次：カラー図解 毒の科学，ナツメ社（2013）

76) 船山信次・菅野純：ニュートン，33巻100-105頁（2013）

77) 船山信次：民間薬の科学，SBサイエンス・アイ新書（2015）

78) 船山信次：毒！ 生と死を惑乱，さくら舎（2016）

79) 船山信次：アサと麻と大麻，ファルマシア，52巻827-831頁，日本薬学会（2016）

80) ブライアン・フリーマントル（新庄哲夫訳）：FIX−世界麻薬コネクション，新潮社（1985）

81) 古田紹欽全訳注：栄西喫茶養生記，講談社学術文庫（2000）

82) J. S. ホーランド（編集協力：船山信次）：ナショナル・ジオグラフィック，19巻62-81頁（2013）

83) ジム・ホグシャー（岩本正恵訳）：アヘン，青弓社（1995）

84) 麻枝光一：マリファナ青春旅行（上）−アジア・中近東編，幻冬舎アウトロー文庫（1997）

85) 麻枝光一：マリファナ青春旅行（下）−南北アメリカ編，幻冬舎アウトロー文庫（1997）

86) グウィン・マクファーレン（北村二朗訳）：奇跡の薬−ペニシリンとフレミング神話，平凡社（1990）

87) 松木明知：華岡青洲と麻沸散，真興交易（株）医書出版部（2008）

88) 松平直子：世界史華麗なる毒殺者たち，日本文芸社（1995）

89) 真中史雄：ドラッグ・内面への旅，第三書館（1989）

90) 水谷修：ドラッグ世代，太陽企画出版（2004）

91) 溝口敦：危険ドラッグ−半グレの闇稼業，角川新書（2015）

92) 溝口敦：薬物とセックス，新潮新書（2016）

93) 三宅久雄：正倉院に見る鑑真和上の足跡，国宝鑑真和上展，166-168頁（2004）

94) 宮田新平：毒ガス開発の父ハーバー，朝日新聞社（2007）

95) 三好基晴：「健康食」はウソだらけ，祥伝社新書（2008）

96) 森鷹久：脱法ドラッグの罠，イースト新書（2014）

97) アンドレ・モロワ（新庄・平岡訳）：フレミングの生涯，新潮社（1959）

98) 矢部一郎：江戸の本草–薬物学と博物学，サイエンス社（1984）

99) 山川浩司：国際薬学史–東と西の医薬文明史，南江堂（2000）

100) 山崎幹夫：毒の話，中公新書（1985）

101) 山崎幹夫：毒薬の誕生，角川選書（1995）

102) 山崎幹夫：歴史の中の化合物–くすりと医療の歩みをたどる，東京化学同人（1996）

103) 山崎幹夫：歴史を変えた毒，角川書店（2000）

104) 山下愛子：長井長義についての一考察，科学史研究，76巻156-163頁（1965）

105) 山本郁男：日本薬剤師会雑誌，37巻1061-1071頁（1985）

106) 山本郁男：大麻の文化と科学–この乱用薬物を考える，廣川書店（2001）

107) 山本郁男：マリファナは怖い，薬事日報社（2005）

108) 山本郁男：大麻–光と闇，京都廣川書店（2012）

109) 山本紀夫：トウガラシの世界史–辛くて熱い「食卓革命」，中公新書（2016）

110) 由井りょう子：黄色い虫–船山馨と妻・春子の生涯，小学館（2010）

111) エディット・ユイグ，フランソワ＝ベルナール・ユイグ（藤野邦夫訳）：スパイスが変えた世界史，新評論（2000）

112) 由良三郎：ミステリーを科学したら，文藝春秋（1991）

113) 吉田光邦：江戸の科学者たち，社会思想社（1969）

114) 由水常雄：正倉院の謎，徳間書店（1977）

115) ライフ編集部編（宮木高明訳）：薬の話，タイムライフインターナショナル（1968）

116) ルネ・ヴァレリー・ラド（桶谷繁雄訳）：パスツール伝，白水社（1961）

117) J. Bruneton : Pharmacognosy, Phytochemistry, Medicinal Plants, Lavoisier Publishing Inc., Paris (France, 1995)

118) J. Bruneton : Toxic Plants, Lavoisier Publishing Inc., Paris (France, 1999)

119) S. Funayama, G.A. Cordell : Alkaloids - A Treasury of Poisons and Medicines, Academic Press (2015)

120) G. B. Mahady, H. H. S. Fong, N. R. Farnsworth : Botanical Dietary Supplements: Quality, Safety and Efficacy, Swets & Zeitlinger Pub. (The Netherlands, 2001)

121) J. L. Phillips, R. D. Wynne : Cocaine, Avon Books, USA (1980)

122) Z. Řeháček, P. Sajdl : Ergot Alkaloids - Chemistry, Biological Effects, Biotechnology, Academia (Czechoslovak, 1990)

123) R. E. Schultes, A. Hofmann : Plants of the Gods, McGraw-Hill Book Company, New York (USA, 1979)

124) G. Sonnedecker : History of Pharmacy, J. B. Lippincott Co., Philadelphia (1976)

125) 李時珍：本草綱目，商務印書館，香港（1930）

索　引

【著者紹介】

船山信次（ふなやま・しんじ）

日本薬科大学教授，薬学博士，薬剤師。
1951年生まれ。東北大学薬学部卒業，東北大学大学院薬学研究科博士課程修了。
天然物化学専攻。米国イリノイ大学薬学部博士研究員，北里研究所室長補佐，東北大学薬学部専任講師，青森大学工学部教授などを経て現職。日本薬史学会常任理事。著書は，『アルカロイド』（共立出版），『アミノ酸』（東京電機大学出版局），『毒と薬の化学』（朝倉書店），『毒と薬の世界史』（中央公論新社），『〈麻薬〉のすべて』（講談社），『カラー図解 毒の科学』（ナツメ社），『民間薬の科学』（SBサイエンス・アイ新書），『毒！ 生と死を惑乱』（さくら舎）など多数。

毒と薬の文化史
サプリメント・医薬品から危険ドラッグまで

2017年11月10日　初版第1刷発行

著　　者————船山信次
発行者————古屋正博
発行所————慶應義塾大学出版会株式会社
　　　　　　〒108-8346　東京都港区三田2-19-30
　　　　　　TEL〔編集部〕03-3451-0931
　　　　　　　　〔営業部〕03-3451-3584〈ご注文〉
　　　　　　　　〔　〃　〕03-3451-6926
　　　　　　FAX〔営業部〕03-3451-3122
　　　　　　振替　00190-8-155497
　　　　　　http://www.keio-up.co.jp/

本文組版・装丁——辻　聡
印刷・製本———中央精版印刷株式会社
カバー印刷———株式会社太平印刷社